Claire Gauch

Die Macht
der Zärtlichkeit

Wege zur intuitiven
Kindermassage

AT Verlag

2. Auflage, 1991

© 1990
AT Verlag Aarau/Schweiz
Fotos: Helen Knieriemen
Gesamtherstellung: Grafische Betriebe
Aargauer Tagblatt AG, Aarau
Printed in Switzerland

ISBN 3-85502-384-0

Inhalt

Meinen Kindern

Als ich Euch gebar,
ward Ihr eingerollten Keimen gleich —
in der zarten Winzigkeit
Euer ganzes Blütenreich enthaltend.

Ihr seid als Mensch geboren
durch den unendlich weisen Plan —
Er lockt Euch aus den Knospen,
weist und lenket Eure Lebensbahn.

Treu beleucht' ich Eure Wege,
dass unverzagt und ungeblendet
Eure Blüten sich entfalten:
Früchte des Lichts — der Liebe zu tragen.

Meine erste Babymassage

Ich liege wach, angespannt und verschwitzt im zerwühlten Bett. Meine Sinne sind – wie zittrige, verbogene Antennen – ins Kinderzimmer gerichtet. Schläft es nun endlich, mein erstes, ein Monat altes Kind, oder wird es gleich wieder mit seinem entsetzten, verzweifelten Schreien loslegen? Tag und Nacht, von zwei Stunden Schlaf unterbrochen, weint das Kind in seiner jämmerlichen, untröstlichen Art. Die Beziehung zu meinem Partner ist zum Zerreissen gespannt. Wir sind gestresst, unsicher und verschiedener Meinung. Er glaubt, nur ein Ignorieren elterlicherseits, ein Nichtreagieren auf das Schreien, könne dem Baby einen normalen Schlafrhythmus beibringen. Dem zu Rate gezogenen Kinderarzt schien unser Problem leicht lösbar: Dem Kind sollten Beruhigungströpfchen, mir Oropax einen tiefen, erholsamen Schlaf gewähren.

Ich habe weder die Unruhe des Kindes noch meinen Hörsinn mit seiner Verordnung betrogen. Jetzt beginnt im Kinderzimmer das gefürchtete Schreien.

Ich höre das verzweifelte Hilferufen des Kindes, überhöre die Vorwürfe und Drohungen seines Vaters. Ich nehme das winzige Ding in meine Arme und gehe mit ihm zurück in mein Bett. Ich drücke es sanft an mich und lasse seinen und meinen Schmerz zu. Das Baby weint, ich weine, und mir wird bewusst, dass uns dieselbe Verletzung quält: Die Trennung nach der Geburt.

Wo ist die so tief erfahrene Liebe zu diesem Wesen, als es noch in meinem Bauch war? Wo sind die Bänder, die innige Gedanken-Gespräche mit meinem Kind flochten? Wo ist die zärtliche Verbundenheit, das glückliche Mitgefühl? Während ich weinend das Bedürfnis des Kindes zu Weinen akzeptiere, durchlebe ich nochmals die Tage nach der Geburt. Nach der Narkose, unmittelbar nach der Geburt, fühlte ich nichts als starke körperliche Schmerzen: ohne Zeit- und Raumgefühl, ans Bett gefesselt, elend verlassen, von Schmerzen geplagt.

Viele Stunden später, endlich in einem Zimmer auf der Abteilung, wurde ein chromstahlglänzendes Wägelchen an mein Bett geschoben. Ein blaues, runzeliges, schreiendes Etwas wurde hochgehoben und – mit Gratulation – an meine Seite gelegt. Nach einigen Handgriffen der Krankenschwester verstand ich die Absicht: Dieses Ding sollte sich an meiner Brust festsaugen. Ich fühlte mich schwach, fiebrig und behindert von vielen Schläuchen, die an verschiedenen Körperstellen in mir steckten. Das Ansaugen gelang nicht, denn das Ding schrie, schnappte nach Luft – und nichts in mir regte sich, dieser Hilflosigkeit entgegenzukommen! Ich war erleichtert, als die Bündel im ganzen Zimmer bald wieder eingesammelt wurden.

In den nächsten Tagen erwachte ich allmählich aus dem Dämmerzustand, in den

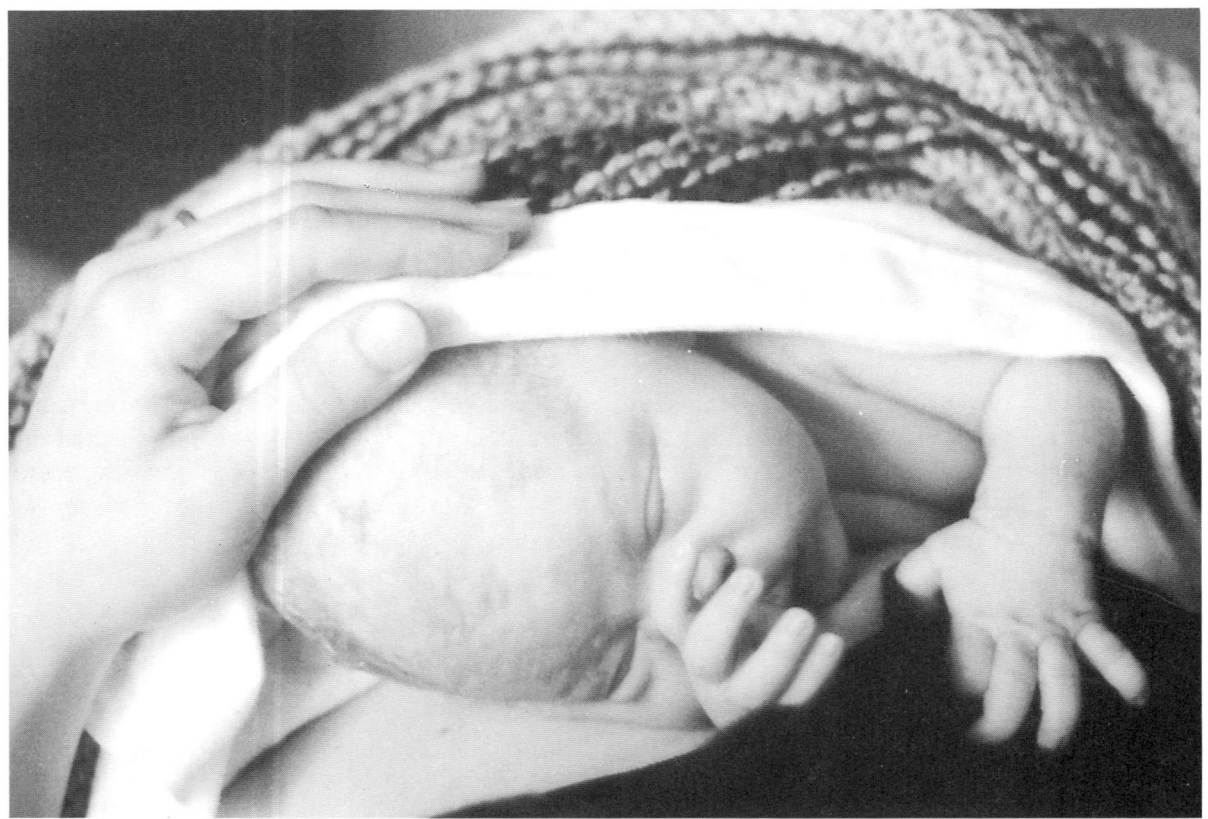

mich diese trauamatische Geburt versetzt hatte. Mein Kind bekam ich nur selten für kurze Zeit zu sehen, aus dem Bett durfte ich nicht, Milch hatte ich keine. Ich erkannte, dass die lust- und liebevolle symbiotische Beziehung mit meinem Kind jäh zerschnitten war. Ich ahnte, dass diese Beziehungslosigkeit dem Kind, das Geborgenheit als Grundbedürfnis braucht, schadet. Die Spitalsituation wirkte der Annäherung, dem Wiederaufbau der Beziehung entgegen. Ich verzichtete auf weitere Pflege und ging mit dem Kind nach Hause. Dies war vorerst ein Schritt vom Regen in die Traufe. Ich wurde beinahe die Marionette von Unmengen gutgemeinter, widersprüchlicher Ratschläge der vielen Besucher. Auch plötzlich auftauchende Kindheitserinnerungen (z. B. an die

biblische Geschichte einer Mutter, die ihr Kind neben sich im Bett hielt und es im Schlaf erdrückt haben soll) liefen meinem instinktiven Impuls zuwider und liessen mich mein Neugeborenes im Nebenzimmer einquartieren.

Jetzt liegt mein Kind bei mir im Bett. Wir weinen uns beide unsere Qualen, Ängste und Schmerzen von unseren Seelen. Die starken Gefühle zärtlicher Liebe sind wieder da. Durch sie spüre ich die Kraft des intuitiven Wissens. Ich weiss, was mein Kind braucht. Sorgfältig kleide ich es aus und beginne das nackte Körperchen zu streicheln. Leise singend massiere ich, angeleitet von der Intuition und Babymassage-Bildern, die ich seit einem Indienaufenthalt in mir trage. Während dem Massieren beruhigt und entspannt sich meine kleine Tochter, mit grossen Augen betrachtet sie mich. Meine Brüste beginnen zu spannen. Zum ersten Mal kann ich stillen, zum ersten Mal ist das Kind mit all seinen Bedürfnissen gestillt. Eng beisammen schlafen wir bis in den Vormittag.

Das kindliche Schlafverhalten verbesserte sich zusehends. Das schreckliche Weinen wiederholte sich noch einige Male. Ich hielt dabei mein Kind eng an meinen nackten Oberkörper und ermutigte es, die Last seiner Verängstigungen, die Erschütterungen seiner Ankunft auf Erden im Weinen loszulassen. Auch meine Tränen flossen in diesen Tagen reichlich, obwohl — nein, weil mich die Liebe zum Kind erfüllte. Diese Liebe schmolz meine Gefühle aus dem Schockzustand.

Das turbulente Gebär- und Wochenbett-Erlebnis hatte meine Identität jäh in unerforschtes Neuland geschleudert. Bei der täglichen Massage konnten wir beide unsere schmerzlichen Erfahrungen abladen und neue, zuversichtliche machen. Mit wachsendem Vertrauen wurden wir allmählich heimisch auf dem Neuland. Ich erfuhr eine grenzenlose, fundamentale, bedingungslose, tatkräftige Liebe.

Wenn zu schnell Eure Ein-heit entzweit –
fällt das Kind vom Ganzen ins Nichts.
Aus Vereinigung wird Verlassenheit –
Aus Vertrautheit Bedrohung.

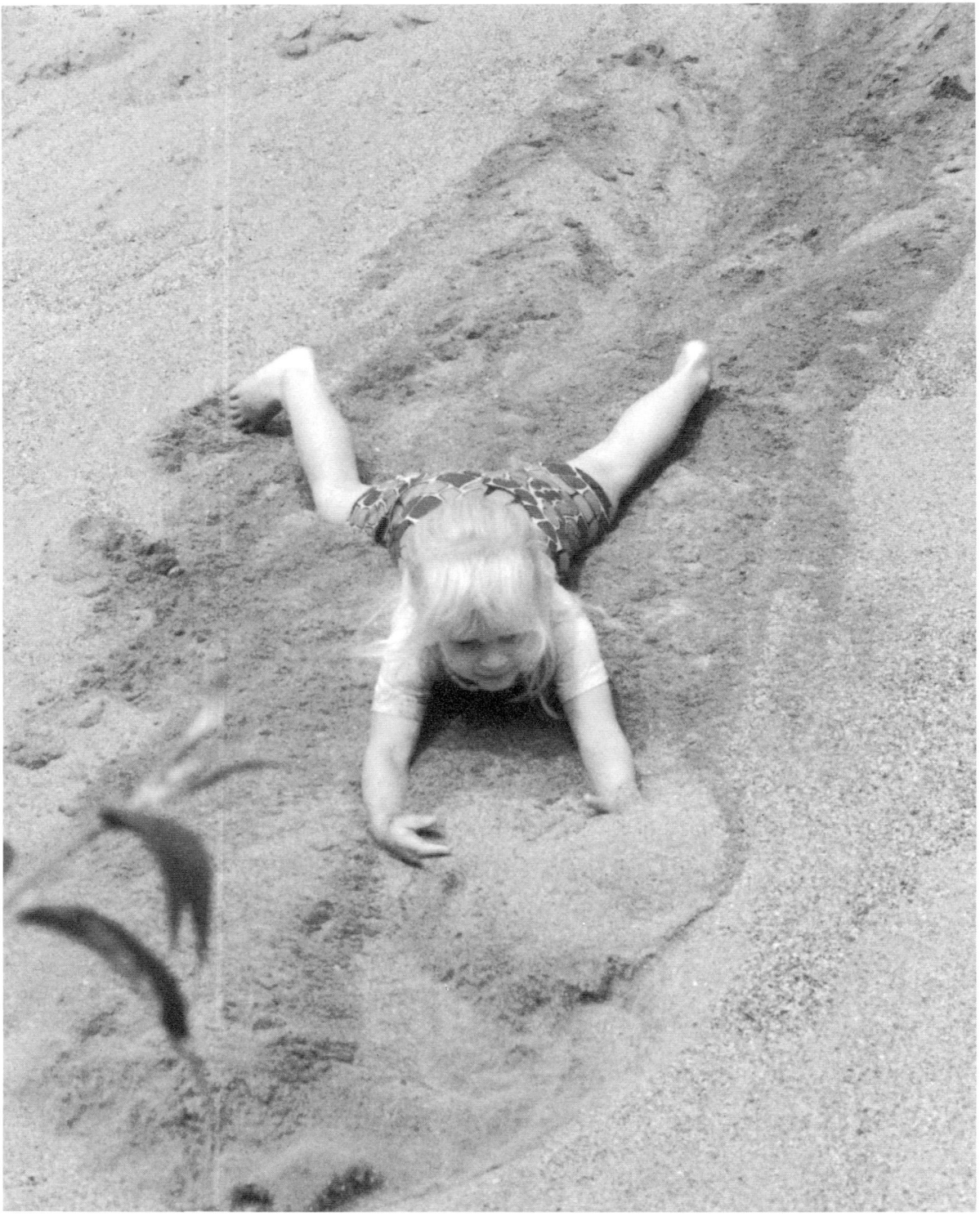

Massage - die uralte, neue Kunst

Das im Fruchtwasser schwebende neue Leben erfährt durch die Bewegungen und den Kreislauf der Mutter eine endlose natürliche Massage. Der Wohnort des Ungeborenen ist eine lebhafte Meeresbrandung, von pulsierenden Blutwellen durchflutet und umspült.

Auch die Intensität der Wehen beim Geburtsvorgang bedeutet eine sehr kraftvolle, durchdringende Massage, die das gesamte Organsystem stimuliert. Für die (Säuge-) Tiermutter ist das Lecken ihres Jungen sozusagen ein biologisches Gesetz. Durch das intensive Bearbeiten jeder Körperregion mit der Zunge werden die Organe belebt. Sie können ihre spezifischen Funktionen erst durch diese Stimulation vollumfänglich aufnehmen.

Massage ist sehr vielgestaltig zu verstehen. Das unerschöpfliche Wirken der Naturelemente berührt, bewegt und beschwingt uns endlos, wir müssen uns diesen heilsamen Kräften nur öffnen und sie aufnehmen. Der Wind bläst uns über die Haut – mal als erfrischende Brise, mal als kräftiger Sturm. Der Regen rieselt oder klatscht uns ins Gesicht. Die Sonne wärmt und dehnt und kann uns ins Schwitzen bringen. Töne, Farben, Düfte – eine ursprüngliche Einheit – bewirken eine «innere Massage». Sie sind Schwingungen, die vom Organismus empfangen, verinnerlicht werden, Kräfte, die uns heilvoll ergreifen und beschwingen.

Über die Sinnesorgane nehmen wir sie auf und können ihre vielfachen Wirkungsweisen auf Körper, Seele und Geist wahrnehmen.

Seit Jahrhunderten werden Säuglinge und Kleinkinder herzlich-freudig berührt, gestreichelt, herumgetragen, massiert. In den verschiedensten Kulturen wird seit unzähligen Generationen auf das Grundbedürfnis des Säuglings nach zärtlicher Berührung liebevoll eingegangen. Ich vermute, dass auch in unseren Breitengraden – etwa bis ins 18. Jahrhundert – viel häufiger, spontaner und selbstverständlicher das kindliche Verlangen nach Körperkontakt wahrgenommen und gestillt wurde. Zur Zeit der Grossfamilien, wo ganze Sippschaften unter einem Dach zusammenwohnten, bekamen die Kinder viel Aufmerksamkeit. Ohne in nostalgische Schwärmerei für eine vergangene Zeit zu geraten, nehme ich an, dass Kleinkinder damals im schützenden Einfluss mehrerer Erwachsener zufrieden und «kindgemäss» aufwuchsen. Gewiss wurden sie auch massiert.

Aus jener Zeit sind uns zahllose Reim-, Spiel- und Fingerverse überliefert, die unsere Kinder im Vormärchenalter (und darüber hinaus) heiss lieben. Wer in diese rhythmischen Reime genau hineinhört, ahnt, dass sie nur bei innigem Körperkontakt «gedichtet» werden konnten. Diese Sprüchlein eignen sich hervorragend für die Massage, besonders grösserer Kinder. Sie bieten sich zur

Aufführung «auf der Körperbühne» geradezu an (siehe Seite 86 ff.).

Durch den Vormarsch der Industrie wurde aus der Grossfamilie allmählich die Klein- oder Kernfamilie. Der selbständige Broterwerb der Familienbetriebe wurde abgelöst von abhängiger, auswärtiger Fabrikarbeit der Väter einerseits, von ausschliesslicher Haus-/Kinderbetreuung der Mütter andererseits. Bei Bedarf – je nach wirtschaftlicher Entwicklungstendenz – wurden auch die Frauen in die Produktionsbetriebe geholt. Statt anhängliche Schosskinder wollte man jetzt unabhängige, frühentwöhnte, pflegeleichte Kinder. Es galt das tragische Postulat, Kinder unbeachtet weinen zu lassen, nicht herumzutragen, exakt nach der Uhr zu stillen, frühe Sauberkeitsgewöhnung usw. Der unsinnige Begriff «Verwöhnung» bürgerte sich ein. Durch das Propagieren von Fertignahrung wurden Babies zu früh abgestillt, zu früh an feste Nahrung gewöhnt. Grosseltern wurden – stark durch den Kleinwohnungsbau bedingt – ausgegrenzt und in Heimen versorgt.

Wir Mütter von heute sind genau wie unsere Grossmütter enormen Belastungen ausgesetzt – nur die Art der Last hat sich geändert. Unsere Hände sind weniger schwielig, unsere Rücken weniger gebeugt vom Schuften für die Existenz. Wir sind durch andere Verhältnisse gestresst, irritiert, ausser Atem. Wir leiden alle an chronischem Sich-bange-Sorgen-Machen.

Wir sind in banger Sorge, sobald die Kinder über die Hausschwelle sind. Nicht «nur» die lebensgefährliche Verkehrssituation und die Umweltbelastungen sind unser Elend. Die geistige und seelische Umweltverschmutzung ist ebenso bedrohlich. Pausenlos rattern Impulse der Konsumkultur, Medieneinflüsse voller Banalitäten auf unsere Kinder ein, zerstören ihre eigenen schöpferischen Impulse. Ja, wir selber sind vom Konsumangebot überfordert. Dauernd geraten wir in Zweifel, ob wir wohl das Richtige gewählt haben (den richtigen Schnuller, die richtigen Breie, den richtigen Erziehungsstil, die richtige Schule usw.).

Wir sind auch in arger Bedrängnis durch den Lärm. Die Ohren können wir nicht schliessen, Lärm dringt in uns, durchlöchert die Aura, beherrscht uns. Kinder, die täglichen Lärmquellen ausgesetzt sind, brauchen mehr Zuwendung, denn Lärm zerhackt die kosmischen «Nahrungssonden», die Beziehung zum Makrokosmos. Hier bilden wir Mütter die notwendige Überbrückung. Lärm erzeugt, nebst der physischen Schädigung, Seelenschmerz, Seelennot, Seelenschwäche. Lärm ist um so verheerender, wenn Kinder selbst nicht lärmen dürfen. Im Lärmmachen bekämpfen sie den aufgezwungenen Lärm, so wie mit der Faust gekämpft wird, wenn eine Faust angreift. Kinderlärm scheint der einzige zu sein, den man ausschalten kann. Um so nervöser, kribbeliger und zappliger werden Kinder, wenn sie sich nicht austoben dürfen.

Kinder jeden Alters sind enormen Lärmpegeln ausgesetzt, «akustische Freiheitsberaubung» ist es für alle.

Ich denke auch an die Lärmeinflüsse, denen ein Frühgeborenes im Brutkasten ausgeliefert ist und bekomme eine Gänsehaut. Da fallen Instrumente in Nierenschalen, werden laute Diskussionen geführt – das Kind erschrickt sich «zu Tode».

Lärm und Fall sind die beiden Urängste jedes Menschen, alle anderen Ängste erwirbt er im Laufe seines Lebens, die meisten in frühester Kindheit.

Mütter lebhafter Wildfänge befinden sich zusätzlich in feindlichem Gebiet und werden täglich auf diese Tatsache hingewiesen. Sie sind die Störenfriede jener Quartierbewohner, die ihr Leben fest im Griff haben, gegen jede eventuelle Störung, Willkür oder Konflikte des Lebens abgesichert sind und hinter Maschendraht und Hausordnung auf ihrer rigorosen Moral beharren. Lebensfreude, Lebensfülle ist impulsiv und spontan – also unberechenbar. Sie bedroht das Statut der Ordnung, den regulierten Lebenslauf, die Garantie für Lebensroutine. Lebens-Lust birgt Veränderungen, Überraschungen, Unbekanntes. Lebens-Lust ist die Gefahr des Leb-Losen, des Lebensfeindlichen. Angepasste, brave, kleine Erwachsene-Kinder werden mehr geschätzt.

Die abends von der Berufsarbeit heimkehrenden Väter stellen selten die von den Müttern erwartete Ablösung dar. Statt Hilfe zu bieten, brauchen sie selbst Hilfe, Verständnis und Fürsorge. Mütter werden so immer wieder zu Endlagerstätten emotionalen Mülls aus der Arbeitswelt.

Zusätzlicher Druck kommt von der Seite der Psychologen. Sie stellen glaubwürdig dar, wie jede Schwierigkeit des Kindes/Jugendlichen bequem auf ein Versagen der Mutter zurückzuführen ist.

Es ist jetzt Zeit, dass menschlichere Lösungen gesucht, neue Wege gewagt werden. Rezepte gibt es keine, es sind individuelle Versuche und Wege. Jede Lebensverwirklichung und Lebensform hat – solange sie niemandem schadet – ihre volle Berechtigung. Es ist Zeit zum Umdenken, zum Neuland-Entdecken. Der neue Kontinent liegt nicht irgendwo im Weltmeer, sondern wartet in uns, aus seiner Verwunschenheit erlöst zu werden.

In den letzten Jahren haben uns die ansteigende Zahl neuer, hartnäckiger Krankheiten, die Krankenkostenexplosion usw. zur Besinnung gebracht. Wir begreifen allmählich, dass Krankheiten nicht weggeimpft, nicht ausgerottet werden können. Wir sind nicht arme, unschuldige Opfer böser Krankheiten, sondern sind durch unsere eigenen Verhaltensweisen ihre Urheber. Wir beginnen, auf die Botschaften des Körpers zu achten, wenden uns altbewährten, vorbeugenden, sanfteren Heilmethoden zu. Langsam erwacht das Gespür für die Naturheilkräfte. Viele Eltern erkennen, dass sie für die Gesundheit – ihre eigene und die ihrer Kinder – die Hauptverantwortung tragen.

Heute bekommen auch die Kinder der Industrieländer wieder vermehrt die Wohltaten der zärtlichen Massagen zu spüren. Hoffentlich wird sie ein fester Bestandteil der Kinderpflege und -betreuung werden und bleiben!

Kindermassage ist zärtlich und intuitiv

Zärtlich

Zärtlichsein bedeutet offenen Herzens sein. Zärtlichkeit schafft ein Klima des Vertrauens, der Wärme, der Zuneigung. Zärtlich ist niemals gleich schwächlich, weichlich, süsslich, nicht sentimental, nicht haltlos. Zärtlichkeit ist nicht rückgratloses, nachgiebiges, meinungsloses Zurückweichen. (Etymologisch heisst zart: lieb, geliebt, wert, vertraut.) Sanft sein bedeutet: sich vertragen, einig sein, friedliches Beisammensein, gutes Zusammenpassen. Hat «verzärteln» nicht eher etwas mit verzerren zu tun?

Zärtlich sein braucht offenen Mut. Im Zärtlichsein legst Du jede Panzerung vor dem Gegenüber ab, trittst ihm wehrlos, offen, verletzlich entgegen. Es ist viel einfacher, auf Stur- und Starrheit, auf Schroffheit und Aggression grob zu antworten, als es mit Zartem, Sanftem zu erweichen – zu enthärten.

Das Zarte dringt in die Tiefe, dringt an die Wurzel, ist also radikal (Radix = lat. Wurzel, radikal = an die Wurzel gehen).

Das Harte drückt, lastet, schmerzt, verkrampft, verhärtet.

Die Kindermassage wendet keinen Druck an, nie! Du massierst mit der ganzen Kraft, die aus Deinen Händen fliesst. Diese Kraft dringt tief in das Wesen des Kindes ein und hat auf seine Lebenskraft eine unmittelbare und nachhaltende Heilwirkung.

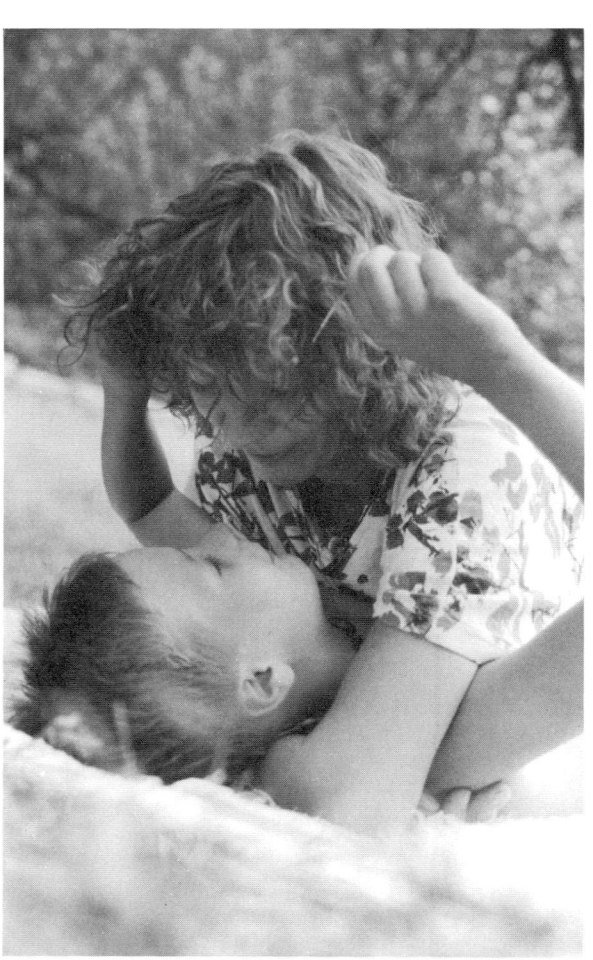

Intuitiv

Etymologisch bedeutet intuitiv: durch unmittelbare Anschauung erkennbar, auf Eingebung beruhend, ahnendes Erfassen.

Intuitivismus = Lehre von der ursprünglichen Gewissheit des Unterschiedes von Gut und Böse. Das Gegenteil der Intuition ist die Reflexion = zurückstrahlen, nachdenken, erwägen, vergleichendes und prüfendes Denken.

Intuition entzieht sich dem Verstand, teilt sich direkt dem Körper mit.

Sobald Du in der Technik Sicherheit erworben hast, kannst Du Dich der Führung Deiner inneren Impulse anvertrauen. Diese werden Deine Hände lenken, Kontrolle und Zensur des Verstandes sind nicht nötig. Die Massage soll sich dem Zustand und den Bedürfnissen des Kindes anpassen können – sie soll nicht einem Schema verhaftet bleiben. Heute kann sie heiter-lustig, morgen still-meditativ sein.

Jede Massage ist anders, einmalig. Da das Leben sich ständig ändert, ist die Begegnung zweier Menschen immer einmalig.

Eine Massage, die voll und ganz auf das Kind eingeht, ist intuitiv. Für Eltern, für alle Menschen, die mit Kindern zu tun haben, ist die Intuition von unschätzbarem Wert.

Kinder stellen uns täglich vor Situationen, die ein schnelles, gerechtes Reagieren erfordern, für das wir keine Rezepte zur Hand haben. Intuitiv – von Herzen wissend – sind wir alle, bloss sehr ungeübt. Wir sind nicht gewohnt, direkt von Herzen zu handeln. Wir haben gelernt, auswendig zu lernen, intuitive Massage ist inwendiges Lernen.

Übung Setze Dich bequem hin und schliesse die Augen. Denke an einen Menschen, der Dir nahesteht, lass ein Bild von ihm in Dir aufsteigen. Betrachte das Bild ruhig, schau es in allen Einzelheiten an. Welche Gefühle löst es in Dir aus, was möchtest Du ihm sagen, was findest Du würde ihm gut-tun? Bewegt sich das Bild, läuft ein ganzer Film vor Deinem geistigen Auge ab?

Bleibe ein paar Minuten bei Deiner Imagination, öffne dann die Augen. Stimmt das Bild mit der realen Erscheinung überein? Ist Dein Verhalten diesem Menschen gegenüber angepasst?

Das Sehen mit dem äusseren Auge zeigt uns meist nur Ausschnitte der Wirklichkeit, oft wird es vermischt und eingeengt von Wunschvorstellungen und Projektionen. Das intuitive Schauen ist mehr ganzheitliche, unmittelbare Erfahrung.

Du kannst Deine eigenen Verhaltensweisen durch das Betrachten mit dem inneren Auge besser verstehen und korrigieren lernen.

Die kindliche Entwicklung ähnelt dem Flug eines Schmetterlings: Ein ständiger Kurswechsel, bald da, bald dort, wechselnd, voller Überraschungen – den höheren Gesetzen gehorchend. Versuche oft, Dein Kind mit dem inneren Auge zu sehen und zu verstehen, damit Dein Umgang mit ihm intuitiv bleibt und ihm gerecht wird.

Energie – ursprüngliche Lebenskraft

Täglich mehrmals flattert uns der Begriff «Energie» ans Ohr: Energie-Knappheit, Energie-Haushalt, Energie-Versorgung usw. Jede(r) weiss, dass alles nur ein Energie-Problem ist, jede(r) ahnt, dass wir mit Energie umgehen wie Zauberlehrlinge. Wie viele ahnen aber auch, dass wir mit der Energie in uns – unserer Lebensenergie – umgehen wie Ignoranten? «Energie» stammt aus dem Griechischen: ergon = Wirken, Werk, abgeleitet vom griechischen en-ergos = einwirkend.

Die auf jedes Lebewesen einwirkende Lebenskraft – auch Chi oder Prana – durchfliesst in Bahnen unser gesamtes Organsystem – wie das Stromnetz das Haus. Sie stellt zwischen den verschiedensten Körperfunktionen eine Verbindung her und bildet aus der Vielfalt ein komplexes Ganzes. Wenn Energie-Bahnen unterbrochen werden, z. B. durch Narben oder einseitige Belastung, oder wenn der Energie-Kreislauf träge ist, weil ihn keine Lebensfreude von innen her bewegt, kommt es zu Stauungen. Die entsprechenden Organe werden dann mit Energie unter- oder überversorgt. Die Wurzel vieler Krankheiten steckt in Energie-Blockaden, obwohl es oft Jahre dauert, bis sich aus dem Ungleichgewicht eine Krankheit manifestiert.

Wir beziehen Energie aus Bewegung, Nahrung und Schlaf. Den Wert der aufgenommenen Energie bestimmen wir selbst durch die Art und Weise, *wie* wir sie auftanken. Wenn wir uns mit Lebensfreude und Sinnlichkeit bewegen, wenn wir entspannt, genüsslich und bewusst (d. h. mit dankbarem Respekt vor der Schöpfung, in einer freundlichen Tischatmosphäre und den Bedürfnissen des Körpers angepasst) essen, von Sorgen gelöst statt mit negativen Informationen vollgesaugt einschlafen, laden wir uns mit kraftvollem «Strom» auf, der unsere Lebens- und Liebesfähigkeit stärkt. Eine hochwertige Mahlzeit gibt kaum gute Energie, wenn wir sie verkrampft und gehässig hinunterwürgen. Ein Waldlauf, den wir gequält, ehrgeizig, mit der Stoppuhr vor Augen erzwingen, hinterlässt höchstens das Gefühl, eine Leistungsnorm erreicht zu haben. Von Ganzheit und Ausgeglichen-Sein keine Spur. Freude aber beseelt unser Tun!

Wird zuviel Energie ausgegeben, zuwenig nachgetankt, geraten wir ins Minus. Die fehlende Kraft wird dann den Organen entzogen, die dadurch empfindlich geschwächt und anfällig werden. So betreiben wir Raubbau an unserem Körper. Jederzeit können wir neue Energien aufnehmen – irdische und kosmische –, jederzeit können wir Energien austauschen, auf andere Lebewesen übertragen. Die Kindermassage ist ein Energie-Austausch, ein Geben *und* ein Nehmen, ein Hin *und* Her.

Die Erde gibt uns von ihrer Kraft, wenn wir in respektvoller Berührung mit ihr sind.

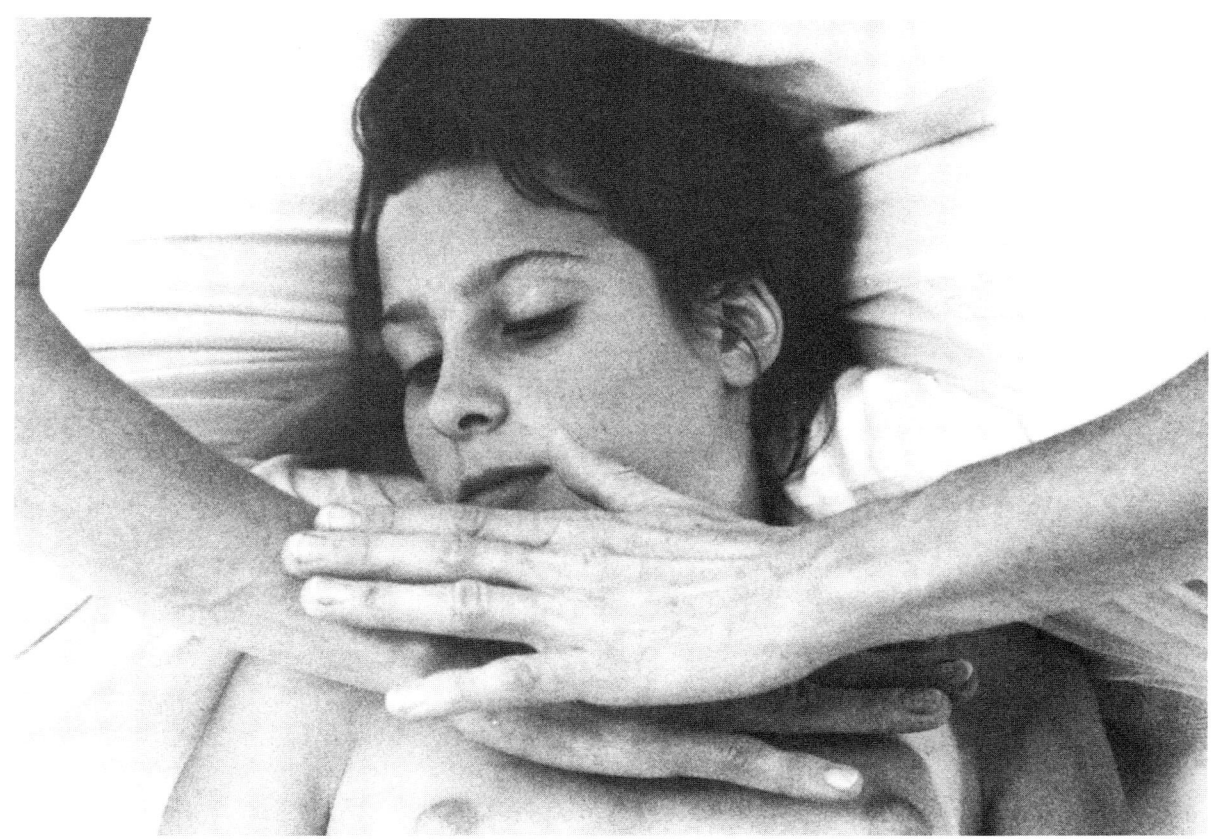

Die kosmische Energie fliesst in unseren Körper, wenn wir uns öffnen und frei atmen. Wie durch die Fenster Licht ins Haus dringt, hat der Körper bestimmte Bezirke, durch die er Energie besonders gut aufnehmen und austeilen kann. Solche Zentren sind z. B. Nabel, Herz, Handflächen und viele mehr.

Einen Energie-Austausch kannst Du nicht sehen, seine Wirkung jedoch ist – genau wie beim elektrischen Strom – sehr wohl festzustellen, fühlen kannst Du sie auch.

Hältst Du ein unruhiges Kind an Deine Herzgegend, verschmelzen Eure Energie-Felder zu einem, und es kann sein Zuviel oder Zuwenig mit Dir ausgleichen. Dieses Zu- oder Abgeben kannst Du fühlen, das zufriedene Kind zeigt Dir die Wirkung.

Instinktiv hältst Du ein Kind mit zuwenig Energie eng an Dein Herz geschmiegt, streichelst es, summst ein Lied. Du füllst es mit Deinen Energien. Ein Kind mit zuviel Energien veranlasst Dich, auf- und abzuspazieren, Tanzschritte zu machen – Du nimmst seinen Überfluss auf und gleichst durch Bewegung aus.

Sogar mit einem echten Lächeln kannst Du Energien übertragen – Dir selbst, indem Du Dir ein inneres Lächeln schenkst (statt in Schuldgefühlen zu verstocken), einem ängstlichen Kind, dem genervten Partner, dem verärgerten Nachbar, einer Pflanze usw. Das Strahlen eines herzlichen Lächelns erlöst aus der Erstarrung.

Schöpfe immer wieder neue Kraft, damit Deine Lebens-Liebeskraft harmonisch, kräftig und frei fliessen kann. Sie hält Dich und Deine Umgebung in lebensbejahendem Schwung.

Übung   Beuge den Oberkörper nach vorne. Kopf, Hals, Schultern, Arme, Handgelenke, Finger – Dein ganzer Oberkörper hängt ganz locker der Erde entgegen. Schüttle Deine Hände und Arme, schüttle Deine Lasten von den Schultern, schüttle ab, was Du alles auf dem Buckel hast und übergib es der Erde. Bleib jetzt ruhig und atme kräftig die Kraft der Erde ein, spüre, wie sie durch Deine Poren dringt. Richte Dich langsam und tief einatmend vom Steissbein her auf. Stell Dir vor, Du trägst in den Armen ein Kraftbündel – Geschenk der Erde – das Du jetzt, voll aufgerichtet mit hochgestreckten Armen (V-förmig) dem Himmel übergibst. Atme tief ein, spüre das zarte, belebende Rieseln in Deinen Handflächen. Bleibe einige Atemzüge unter dieser «Energie-Dusche», beuge langsam Deinen Oberkörper zur Erde, übergib ihr die kos-

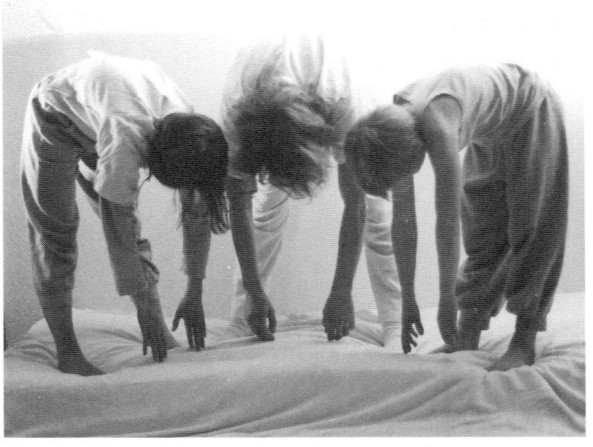

mische Kraft, nimm wieder ein Kraftbündel und überbringe es nach oben.

Verbinde so dreimal die irdischen und kosmischen Energie-Quellen. Stehe jetzt gerade und halte die Hände in Herzhöhe, Handfläche – ohne Berührung! – gegen Handfläche. Achte auf den freien Raum zwischen Deinen Handflächen, verändere die Distanz. Was Du jetzt deutlich spüren kannst, ist Energie, heilende Kraft, die Deine Hände zu wahren Zauberstäben macht.

Die Hände

Die Hände sind erstaunliche universelle Werkzeuge. Mit ihnen kann der Mensch – nur der Mensch – erschaffen, erhalten und zerstören. Sind wir uns der Verantwortung bewusst, die wir als Preis für die Macht unserer Hände tragen?

Die Hände stehen in unmittelbarer Beziehung zum Gehirn und zum Herzen. Sie verschaffen Deinem Wissen und Denken Wirklichkeit. Was im Gehirn an Vorhaben geplant, entworfen, entwickelt und zur Reife gebracht wird, mani-festiert sich durch die Menschenhand (Manus lat. = Hand).

Die Hände spiegeln auch Deine Gefühlswelt. Deine innere Verfassung kommt in Deinen Berührungen und Gesten zum Ausdruck. Wenn Du ängstlich oder ärgerlich bist, versteifen sich Deine Finger. Sie werden ungeschickt, kalt, schweissig und zittrig. Bist Du zuversichtlich und guter Laune, werden sie sich weich und warm anfühlen, geschmeidig und sensibel sein.

Kinder lernen zuerst mit den Händen, dann mit dem Kopf. Wenn das Kleinkind mit seinen Händen – seinem ersten Spielzeug – spielt, kann sich dabei sein Denken bilden. Wenn es aus irgendeinem Grund seine Fingerchen längere Zeit nicht betätigen kann, verzögert sich seine Sprachentwicklung. Im Gehirn liegen Sprach- und Handzentrum nebeneinander.

Auf den Handflächen befinden sich Tausende von äusserst sensiblen Tastkörper-

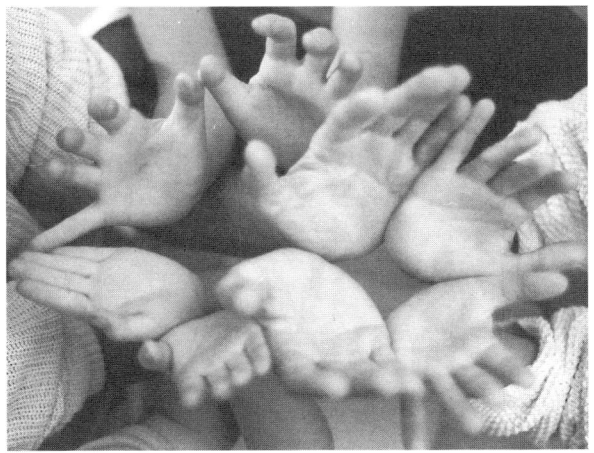

chen – die Organe des Tastsinnes. Sie empfangen und vermitteln Dir Eindrücke von der vielfältigen Beschaffenheit der Welt. Sie helfen Dir, empfindsam und feinfühlig zu hand-eln.

Durch die Hände fliesst Deine Lebenskraft. Mit den Handflächen kannst Du – wie der Baum mit seinen Blättern – neue Energie aufnehmen, die durch die Arme in Deinen ganzen Körper fliesst. Du kannst die empfangene Energie – auch wieder mit den Handflächen – weitergeben, z. B. Deinem Kind, wenn Du es massierst.

Wir alle wissen instinktiv, dass unsere Hände heilende Kräfte besitzen. Wenn wir uns wehtun, legt sich sofort eine Hand auf die schmerzende Körperstelle; sie tröstet und mildert den Schmerz.

Die meisten menschlichen Tätigkeiten benötigen Hände. Es ist darum sehr wichtig, dass sie beweglich und belebt sind, dass die Energie frei fliessen kann. Was Du Deinen Händen Gutes tust, wirkt sich nicht nur auf Deinen ganzen Körper aus, sondern ebenso auf Deine Seele und Deinen Geist.

Handübungen

Regelmässige Handübungen optimieren die Handfunktionen. Sie beleben und erfrischen Dich ganzheitlich. Du kannst sie jederzeit und vielerorts ausführen, auch wenn Du ungeduldig in einer Warteschlange stehst und es Dir nervös in den Fingern zuckt.

Schüttle nach jeder Übung tüchtig die Hände aus, auch zwischendurch, wenn Du Spannung oder Ermüdung spürst.

Übung   Lege Deine Handflächen aufeinander – eine Geste, die in jeder Weltreligion vorkommt, sie bewirkt eine Sammlung des Energie-Kreislaufes, eine geistige Beruhigung. Atme tief und bewusst, beginne nach einer Weile, die Hände aneinander zu reiben.

Dadurch kannst Du die beiden Pole – linke Hand = minus = yin, rechte Hand = plus = yang – gegenseitig aufladen wie einen Magnet. Die Energien fliessen freier und verteilen sich besser im Körper; Du fühlst Dich frischer, mutiger.

Übung Handmassage   Nimm Daumen und Zeigefinger der einen Hand, beginne damit den Daumen der anderen Hand an der Spitze beginnend mit spiralförmigen Bewegungen – von oben nach unten – zu massieren.

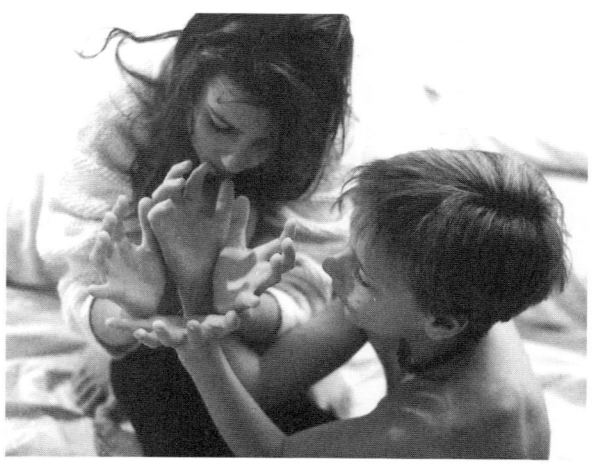

Behandle auch intensiv den weichen Teil zwischen Daumen und Zeigefinger.

Massiere so jeden Finger, schenke den Gelenken besondere Aufmerksamkeit, weil da die Energien leicht «hängenbleiben» und sich Stoffwechsel-Abfallstoffe ablagern. Massiere auch die Haut zwischen den Fingern, das stärkt das Lymphsystem.

Übung   Dein Zeigefinger bewegt sich auf der Innenseite des Daumens, von der Spitze bis zum ersten Gelenk hin und her, als wolltest Du aus einem Stückchen Watte ein Kügelchen formen.

Verfahre so mit jedem Finger, schüttle die Hand aus, wenn Du eine Spannung spürst.

Diese Übung regt die Gehirntätigkeit an. Sie sei schulmüden Kindern und älteren Leuten besonders empfohlen.

Schenke Deinen Händen täglich eine Massage, ein Lob für ihre vielfältigen Dienstleistungen, ein Lächeln zur Aufmunterung.

Steife Handgelenke schränken ein lustvolles, munteres Hand-eln ein, sie beeinträchtigen auch die Funktion von Herz und Leber. Schicke Deine Daumen als Höhlenforscher rund um Deine Handgelenke. Entdecke die vielen Buchten in dieser «felsigen» Gegend und die Schmerzpunkte, die sich hier aufhalten. Verweile mit einem Druck auf diesen Stellen, der Dich den Schmerz wahrnehmen lässt, aber nie so fest, dass es richtig wehtut.

Übung   Lege den einen Zeigefinger an die Spitze des anderen Zeigefingers, den Daumen an das Wurzelgelenk am Handrücken. Der Zeigefinger biegt den Finger gegen den Handrücken, der Daumen gibt Gegendruck. Lege jetzt die Fingerspitzen auf den Finger und bewege ihn nach unten zur Handfläche, so dass das Grundgelenk durchbewegt wird.

Mache diese Übung mit jedem Finger, es wird dabei ab und zu knacken.

Übung   Lege die Innenseite Deiner Ellbogen aneinander. Winkle die Unterarme nach aussen ab, halte die Handflächen so flach wie möglich nach oben, so dass Arme und Hände die Form eines offenen Blütenkelchs bilden. Atme jetzt tief ein und strecke gleichzeitig die Arme nach vorne, dass sich die beiden Handwurzel-Innenseiten berühren. Mache nun eine halbe Drehung aus den Handgelenken, so dass die Handinnenflächen nach innen, zum Körper zeigen.

Atme aus. Atme tief ein und gehe in die Position der Ellbogen und flachen Handflächen zurück. Führe diese Übung synchron mit Deiner Atmung aus, dann ist sie eine grossartige Übung zum Kraftschöpfen, die zudem Handgelenke und Schultergürtel lokkert.

Nach den Handübungen fühlst Du ein neues kräftiges Strömen, das durch den ganzen Körper zieht.

Du hast Dein körperliches, seelisches und geistiges Befinden buchstäblich in der Hand.

Zarte Reize heilen –
starke Reize hemmen –
stärkste Reize lähmen

Heilsames Massageöl

Für die Kindermassage brauchst Du Öl, damit Deine Bewegungen sanft und schön gleitend werden.

Öl ist aber beileibe nicht nur ein Gleitmittel – seit Menschengedenken werden wertvolle Pflanzenöle zur Nahrung, Pflege und Heilung gewonnen. Unsere Haut braucht – je länger, je mehr – aufmerksame, schützende Pflege, von innen durch vitalstoffreiche Nahrung, von aussen durch wertvolle, organische, ölige Substanzen.

Die Haut ist unsere lebenswichtige lebendige Umhüllung. Sie ist die «Zöllnerin», die darüber wacht, was von innen nach aussen, was von aussen nach innen gelangt. Als grösstes, als Königin der Sinnesorgane (alle andern Sinnesorgane sind aus der Haut entstanden) ermöglicht sie uns das Tasten, Fühlen, das Kontaktaufnehmen, In-Berührung-Kommen und ebenso die Abgrenzung.

Die enorme Zunahme verschiedenster, meist chronisch wiederkehrender Hautausschläge zeigt, dass die Haut den hohen Anforderungen nicht vollumfänglich gewachsen ist. Durch Umweltgifte, Stress usw. arbeitet sie unter sehr erschwerten Bedingungen. Ein subtiler, freundlicher Umgang mit der Haut ist nicht nur ein kosmetischer, sondern auch ein gesundheitlicher Wert. Pflege die Haut mit viel frischer Luft, guter Atmung, frischem Wasser, gesunder Nahrung, genügender Trinkmenge und edlen Naturpflegemitteln.

Naturbelassene, kaltgepresste Pflanzenöle sind reich an Vitaminen, Mineralsalzen, Spurenelementen und Fettsäuren. Sie dringen tief in die Hautschichten ein, pflegen und harmonisieren Struktur und Funktion der Haut. Viele Pflanzen liefern hervorragende Öle, die sich für die Massage gut eignen. Speiseöle wie Traubenkern-, Saflor-, Maiskeim-, Sonnenblumenöl usw. erfüllen ihren Zweck gut, fetten aber recht stark. Olivenöl ist zu dickflüssig, ist aber das Öl der Wahl bei Knochen-/Knochenhaut-Verletzungen. Mandelöl ist sehr gut, wird aber schnell ranzig. Kaufe nur kleinste Mengen ein.

Für die zarte Beschaffenheit der Kinderhaut empfehle ich die seidigfeinen, kostbaren Öle von Jojoba, Aprikosenkern und Avocado. Sie dringen ganz leicht, ohne zu fetten, in die Haut ein, nähren, schützen und pflegen die Haut optimal. Sie besitzen hervorragende gewebebildende Eigenschaften. Jojoba ist botanisch kein Öl, sondern ein flüssiges Wachs, das über lange Jahre in seiner idealen Zusammensetzung haltbar ist.

Dem Massageöl können kleinste Mengen von Aromastoffen, sogenannte ätherische Öle zugefügt werden. Ätherische Öle sind in winzigsten Tröpfchen in den Duftpflanzen enthalten. Sie sind die Persönlichkeit, die Seele der Pflanzen. Sie wurden von den Ägyptern schon als Arznei in Salben und für

Räucherungen zu Hilfe gezogen. Ätherische Öle haben spezifische Heilwirkungen; Eukalyptus hat schon allen mal die Nase entstopft, Lavendel schon manches erregte Gemüt besänftigt, Rosmarin viele träge Lebensgeister geweckt. Der Duft wird von den Riechnerven in den Nasenschleimhäuten aufgenommen und via Nervenbahnen im ganzen Körper verteilt (zur Aromatherapie siehe Literaturhinweise, S. 88). Gute Düfte entspannen, öffnen, stimmen fröhlich, lassen tief und frei atmen. Ein fein duftendes, heilsames Öl ist eine sehr sinnvolle «Veredelung» der Massage.

Vermeide die industriell hergestellten anorganischen Babyöle. Die Basis dieser Produkte ist Erdöl, eine nährwertlose Substanz. Sie bilden Filme auf der Haut und erschweren so den Hautstoffwechsel, was zu Ekzemen führen kann. Ausserdem stören sie die Wirkung vieler Vitamine. Produkte auf Alkoholbasis und mit aggressiven Inhaltsstoffen reizen und trocknen die Haut aus. Auch die meisten Kinderschaumbäder nützen, ausser dem Hersteller, niemandem. Sie reizen und zerstören den wichtigen Hauttalg, der das Kind vor Wärmeverlust usw. schützt. Sie sind völlig unnötigerweise synthetisch parfümiert. Seit Jahrzehnten versuchen berühmte Parfümeure den Duft eines gesunden Säuglings nachzuahmen, denn: er ist der erhabenste aller Düfte. Kein Labor kann einen nur annähernd so himmlischen Duft synthetisch herstellen. Warum sollen wir diese Köstlichkeit mit einem billigen Duft überschatten? Der feine Säuglingsduft kann Dir als Wegweiser dienen: Solange Dein Kind herrlich duftet, kann es nicht ernsthaft krank sein. Er schwindet mit jedem Zahn, der hervorbricht, um eine leise Spur. Das kleine Kind wird mit jedem Zahn ein Stückchen irdischer.

Das Ölfläschchen kannst Du – immer gut verschlossen – bei Zimmertemperatur aufbewahren. Für die Massage giesst Du etwas Öl in ein Schälchen, von da kannst Du es bequem mit den Fingerspitzen nehmen und in Deine Hände einreiben.

(Bezugsquelle für Öl, siehe S. 88.)

Vielleicht hast Du Lust, ein unübertreffliches Massageöl selber herzustellen. Hier ein delikates Rezept:

80 ml Jojoba
20 ml Aprikosenkern
5 Tropfen Mandarin-Essenz (= ätherisches Öl)
2 Tropfen Neroli-Essenz
4 Tropfen Rosenholz-Essenz
5 Tropfen Lavendel-Essenz

Dieses Öl darfst Du auch auf irritierte Hautstellen auftragen (z. B. bei Allergien, Ekzemen, Wundliegen). Es ist ein zuverlässiger Sonnenschutz, hält Insekten fern (Mücken, Zecken usw.), ist das Nonplusultra für die Hautpflege, harmonisiert die Energien und das Nervensystem.

Eine Oase im Alltag

Wenn ich empfehle, Säuglinge und Klein-kinder täglich, Schulkinder wöchentlich zu massieren, werde ich — meist von Fachleu-ten — entrüstet zurechtgewiesen. Wo in al-ler Welt die Mütter die Zeit hernehmen sollen? Was um Himmels willen wir den El-tern noch alles aufbürden wollen? Gewiss, am Anfang, wenn Massage noch ungewohnt ist, bedeutet sie zusätzliche Arbeit. Die Technik — obwohl sehr einfach — rumort zuerst noch in Deinem Kopf und engt Dich ein. Es kostet Dich etwas Überwindung, Dich an das Neue heranzuwagen. Vielleicht musst Du noch das Vertrauen zu Deinen Händen erlangen, das Zutrauen finden, dass auch in Deinen Händen heilende Energien fliessen. Der Gedanke, dass das Wohl Dei-nes Kindes buchstäblich in Deinen Händen liegt, kann dich erschrecken. Durch Übung erwirbst Du die Fähigkeiten und die innere Erkenntnis, dass Deine Massage dem Kind wohltut. Dadurch werden Deine Bewegun-gen freier, ungezwungen, fliessend. Sie kommen, wie bei einem schönen Tanz, aus Deiner Herzmitte.

Suche in Deinem Alltag verfügbare, ruhi-ge Zeitpunkte. Du findest keine? Von mor-gens bis abends sind alle Stunden angefüllt mit Verpflichtungen? Dann überprüfe Dein Arbeitspensum. Bürdest Du Dir Dinge auf, die Du besser anderen überlassen würdest? Vielleicht verbrauchst Du täglich eine Un-menge Zeit mit unnützen Tätigkeiten, die

Du aus einer alten Gewohnheit machst, die Kraft fordern, aber nichts hergeben.

Wir halten uns mit Unnötigem in Trab, weil rundherum das Leben so hektisch ist. Gegen den Stress als solchen können wir nicht viel unternehmen, aber in unseren ei-genen Alltag können wir eine Oase der Ent-spannung, der Ruhe, der Be-Sinn-ung ein-bauen. Verteidige Deine Oase! Lass Dich nicht von Bagatellen stören und abhalten! Einen Arzttermin hältst Du ja auch nach Möglichkeit ein.

Du allein bestimmst, in welcher Tageszeit Du die Oase für die Massage einrichtest. Zwischen den Mahl- und Schlafenszeiten kannst Du jederzeit Dein Kind massieren. Warte aber jeweils bis eine Stunde nach den Mahlzeiten, Deinen sowie denen des Kin-des. Deine Energien befinden sich nach dem Essen im Verdauungstrakt, Du möchtest sie aber auf den Händen fliessend haben. Die Organe des Kindes sind nach dem Füttern viel zu beschäftigt, als dass sie sich der Mas-sage öffnen könnten.

Kinder mit Schlafstörungen massierst Du mit Vorteil am Abend, weil die entspannen-de, einhüllende Wirkung tief in den Schlaf reicht. Du kannst aber auch Deine Oase in der kritischsten Tageszeit schaffen. Beispiel: Immer gegen Abend ist Dein Baby über-reizt, andauernd schreit es. Dein grösseres Kind ist nörgelig, fordert Dich heraus, ist eifersüchtig, weil Dich das Kleine so stark beansprucht. Du versuchst, beide zu beruhigen, Dich beiden zuzuwenden, spürst, wie ausgepumpt und müde Du bist. Dein Partner kommt nach Hause, scheint nicht den besten Tag hinter sich zu haben – das Spannungsfeld wird verstärkt – vom Abend ist nicht mehr viel Gutes zu erwarten…

Versuche jetzt, hier an diesem kritischen Punkt Deine Oase zu gründen! Sammle Dich, tanke auf.

Übung Womöglich bei offenem Fenster durchzuführen. Setze Dich bequem und gerade hin, atme ein paarmal gründlich ein und aus, falte die Hände, lege die Handflächen an Deinen Bauch. Atme tief und langsam ein, hebe gleichzeitig die Arme und strecke sie fest in die Höhe, die Handflächen nach oben gedreht. Dein ganzer Oberkörper ist stark nach oben gespannt. Atme aus, bleibe zwei Atemzüge in dieser Position, führe dann mit dem Ausatmen die Arme zurück, lege die Handflächen an den Bauch, bleibe wieder zwei Atemzüge in dieser Position und wiederhole die Übung siebenmal. Bleibe darauf ein paar Atemzüge still sitzen.

Deine Organe, besonders das Herz, sind gestärkt, Deine Nerven neu aufgeladen. Du kommst ins Gleichgewicht, in Einklang mit Dir selber. Deine neue Harmonie strömt – wie feiner Rosenduft – in die Atmosphäre der Wohnung, sie ist genauso ansteckend wie Missstimmung. Du kannst dieses Kraftschöpfen allein, aber auch mit der Familie machen. Beginne jetzt mit der Massage.

Varianten: Du massierst das eine Kind, Dein Partner kümmert sich um das andere. Ihr massiert gleichzeitig Eure Kinder. Du massierst zusammen mit dem grösseren Kind das Baby usw.

So kann die gefürchtete Tageszeit in eine kreative gewandelt werden. Rechne nicht mit einem vollen Gelingen von Anfang an. Die Übung ist zwar einfach, aber sehr schwer ist der Sprung über den Schatten alter Verhaltensweisen. Wir haben gelernt, auf Spannungen mit Hektik, Verkrampfung, oberflächlicher Atmung usw. zu reagieren. Wir beissen uns im sauren Apfel fest statt loszulassen. Es ist ein langer Übungsweg, versuche ihn trotzdem – auch die längste Reise beginnt mit dem ersten Schritt!

Du wirst der Kinder-(oder Familien-) Massage dreifach Platz bieten müssen.

Zuerst den Platz in Deinem Herzen – begründet durch Deinen Wunsch und Deine Bereitschaft, Deiner Familie Zuwendung durch Massage zu geben.

Du weisst, dass Massage eine allen Wesen verständliche Sprache ist, dass sie Wärme, Trost, Heilung, Lebensfreude mitteilt, dass sie auf wunderschöne Art sagt: Du bist liebenswert.

Sie ist mehr als eine angenehme Sinneserfahrung, sie kräftigt die innere Führung, den inneren Arzt, die weisen Selbstheilungskräfte.

Weil Dir die körperliche, seelische und geistige Gesundheit Deiner Familie «am Herzen liegt», aus Liebe massierst Du sie.

Der zweite Platz, den Du der Massage einräumst, ist – räumlich gemeint – der *Ort der Massage* in der Wohnung. Den dritten Platz schaffst Du ihr – in zeitlichem Sinne – durch Deinen *Arbeitsplan*.

Vielleicht richtest Du Dir eine Zimmerecke gemütlich ein, oder Du ziehst die Geborgenheit des Bettes vor. Wichtig ist, dass Du bequem sitzen oder knien kannst (Kissen, Wand zum Anlehnen). Massiere lieber nicht am Wickeltisch, stehend geht ein Teil der

Energie verloren. In sitzender/kniender Position verschmelzen Eure Energiefelder leicht zu einem Ganzen, das Euch wie ein Baldachin umgibt.

Achte darauf, dass die Zimmerluft frisch (unverbraucht) ist, dass es behaglich und warm ist. Wärme ist Leben – Kälte ist Anspannung. Die Temperatur ist richtig, wenn Du Dich nackt – ohne zu frösteln – im Zimmer aufhalten könntest.

Gestalte die «Oase» nach Deinen Bedürfnissen. Du willst vielleicht ein Duftlicht, eine Pflanze, Blumen, einen Edelstein, einen schönen Gegenstand in der Nähe haben. Die Massage-Insel kann, wenn auch winzig klein, zur «Hauskapelle» werden, in die Du Dich auch mal zurückziehen kannst, Dich sammeln, auftanken, meditieren kannst, ein Ort, der von allen Familienmitgliedern geschätzt und respektiert wird.

Ach was wollt ihr trüben Sinnen
doch beginnen?
Traurigsein hebt keine Not.
Es verzehret nur die Herzen,
nicht die Schmerzen,
und ist ärger als der Tod.

Auf, o Seele! du musst lernen
ohne Sternen,
wenn das Wetter tobt und bricht,
wenn der Nächte schwarze Decken
uns erschrecken,
Dir zu sein dein eigen Licht.

Christian Hofmann von Hofmannswaldau

Sicherheit im Nest

In den letzten Jahren hat uns die Fachwelt von der absoluten Notwendigkeit, Kindern viel Körperkontakt zu gewähren, überzeugt. Wir wissen, dass Babies mit Empfindungen und Bedürfnissen zur Welt kommen, ja, dass sie schon im Mutterleib wahrnehmen, reagieren und träumen. Wir haben gehört, dass das Menschenkind als «biologische Frühgeburt» zur Welt kommt, die einen «Brutkasten» liebevollster Geborgenheit lebensnotwendig braucht. Wir sind aufgemuntert worden, Kinder masslos zu lieben, rundherum zu sättigen. Liebe verursache keine Verwöhnung.

Natürlich gibt es auch, haufenweise, verwöhnte Kinder. Doch hat dies mit wahrer Liebe und Zuwendung nichts zu tun.

Liebe ist ein mächtiger Strom. *Du* bist ein mächtiger Strom der Liebe! Dein Kind fliesst mit Dir. Es ist sein Grundbedürfnis, mit Dir auf Deinem Strom mitzufliessen. Es hat alle Fähigkeiten in sich, auch so ein starker, selbständiger Fluss zu werden. Tröpfchen um Tröpfchen schwillt es zu einem munteren Bächlein, das seinen Weg bahnen, seinen Lauf bestimmen will. Du lässt es – Tröpfchen um Tröpfchen – seiner (Selbst)Bestimmung, seiner Freiheit zuströmen. Du hältst es nicht in der Symbiose zurück, Du sättigst nicht Deinen eigenen Liebes-Nachhol-Bedarf oder Deine Machtgelüste auf Kosten des Kindes. Du bejahst seine natürliche Ablösung, freust Dich über seine gelungenen Versuche, stellst seinem Entdeckungsdrang keine unnötigen Barrieren entgegen.

Du wirst auch nicht aus lauter Unschlüssigkeit, Unsicherheit und Nachsicht zu fliessen aufhören. Du, starker Fluss, wirst nicht dem kleinen, hilflosen Rinnsal die Führung überlassen. Im sicheren Schutz Deines Wissens und Tuns will das Kind die Welt kennenlernen, in Deiner Obhut will es die Umwelt ertasten und erforschen. Um seine Richtung finden zu können, braucht es zuerst Dein Vorbild. Wenn dieses Vorbild hin- und herschwankt, von einer Richtung in die andere pendelt, sich biegt, wenn es einen Halt sucht, dann ist sein Bedürfnis nach Sicherheit und Geborgenheit nicht mehr gedeckt. Es wird Ersatzmittel suchen, um seinen Wunsch, sein Bedürfnis zu stillen. Es beginnt, sich selber mit eigenen Richtlinien, eigenen Fixsternen abzusichern. Es setzt Falsches an die Stelle des Echten. Nur kann das Falsche niemals das Echte ersetzen. Es braucht mehr und mehr diese Ersatzbefriedigung.

Es quengelt, will mehr Zuwendung, mehr materielle (Hilfs-)Mittel. So lieferst Du es einer Verwöhnung aus (verwöhnen heisst: zu schlechten Gewohnheiten veranlassen, in übler Weise an etwas gewöhnen). Das Kind wird mehr und mehr fordern. Es begehrt alles und sofort und in der von ihm bestimmten Art und Weise. Es wird zum Hofmeister, der seine Höflinge dirigiert und befiehlt, Tag und Nacht in Trab hält. Du verwöhnst kein Kind damit, dass Du es in Deinem Bett, an Dich gekuschelt, schlafen lässt. Nicht damit, dass Du es stillst, sobald es seinen Hunger meldet. Nicht, wenn Du sein wunderschönes Körperchen in grenzenloser Freude streichelst und täglich massierst. Es braucht keinen Ersatz, wenn es wohlig aufgehoben im warmen Nest, zufrieden und behütet seine Umwelt erforschen darf.

Fliesst von Dir aber viel Ängstlichkeit, Unsicherheit, mangelndes Vertrauen, Nervosität, Lebensunlust ins Klima Eurer Beziehung, zerfällt das Vertrauen des Kindes, weil Du es nicht nährst oder weil Du es mit schwachen, ungesunden Energien fehl-ernährst. Es *muss* sein fehlendes Vertrauen ersetzen, weil Vertrauen eine Lebensbedingung ist.

Es ist auch keine Verwöhnung, wenn Du Dein Kind – in Deinen Armen – weinen lässt. Lenke es nicht ab, wenn es – scheinbar grundlos – schreit. Weinen ist ein Heilprozess. Ermutige es, sich auszuweinen, Lästiges abzuladen. Durch sein Weinen entlastet es sich von starken Eindrücken, von der Fülle des z. T. beängstigenden Neuen. Es löst Spannungen, die vielleicht schon in der Schwangerschaft oder bei der Geburt entstanden sind. Kinder, die weinen dürfen, sind entspannt, schlafen gut und entwickeln sich ausgezeichnet.

Vielleicht weint es, weil es sich über seine neue Welt noch nicht freut – trotz Deiner liebevollen Güte. Viele kleine Kinder haben Heimweh, besonders in den ersten drei Monaten, oft aber bis zum Alter von drei Jahren. Heimweh nach der engen, symbiotischen Beziehung, nach der Geborgenheit im Mutterleib. Aber auch ein umfassenderes Heimweh – Heimweh wonach? Wo kommen sie denn her? Wer kennt den geheimnisvollen Lebensplan?

Kinder sollten nicht unter Spannungen aufwachsen müssen; sie streben nach Ausdehnung, nach Entfaltung!

Blockierte Emotionen verunreinigen und schädigen die Organe ebenso wie ungesunde Ernährung. Beim Kettenraucher ist die inhalierte Wut krebserzeugender als Nikotin und Teer.

Die Entlastungsmöglichkeiten eines Säuglings sind: gähnen, niesen, strampeln und weinen. Gute Entspannungshilfen, die Du ihm bieten kannst, sind: Strampelnlassen ohne Windelpaket, Ermutigung zum Weinen, statt es ablenkend zu verhindern und die tägliche, zärtliche Massage.

Fütterst Du es, sobald sein Weinen beginnt, auch wenn es nicht nach Hungergeschrei tönt, gewöhnst Du es an das Übel, Bedrückendes lieber sofort hinunterzuschlucken. Du verwöhnst es. Verwöhnte Kinder sind überforderte Kinder. Sie müssen entscheiden, bestimmen, überwachen. Dauernd stehen sie vor der Qual der Wahl!

Hier ein kleiner Ausschnitt aus einer «Morgen-Tragödie», wie ich sie kürzlich miterlebte:

Das dreijährige Kind rumort – ausgezogen – in der Wohnung.

Mutter: Willst du dich jetzt anziehen?

Kind: Neeiin! Es zerrt Tücher und Kissen von den Betten.

Mutter: Möchtest du dich nicht lieber anziehen?

Kind: (schreit) Neeiin, ich will nicht!

Mutter: Geht zum Schrank, holt eine Auswahl Kleider.

Was möchtest du lieber anziehen, das da oder das oder...

Kind: Reisst die Kleider weg, wirft sie fort, haut die Mutter, schreit.

Mutter: Kramt in der Trickkiste, versucht es mit Versprechen, «wenn du jetzt..., dann darfst du dafür...» Endlich angezogen in der Küche:

Mutter: Was willst du heute zum Frühstück, Brötchen oder lieber Müsli?

Kind: Will kein Frühstück, will telefonieren, will sofort sein Dreirad haben.

Mutter: (bittend) Aber komm, iss zuerst etwas.

Kind: Neeiin, ich will nicht...

Mutter: Mit vielen Zusatzleistungen und Sonderbedingungen bringt sie es in zwei Stunden fertig, dass ihr Sohn gnädigst den Honig von den Brötchen leckt...

In solcher Hochspannung reissen die Nerven schon in den Morgenstunden. Wie sollen sie den langen Tag durchstehen? Kinder brauchen bedingungslose Liebe in einem behüteten Nest. Die ersten sieben Jahre sind Jahre der Freude und der Phantasie. Kinder wollen mit eigener Vorstellungskraft kreieren, ihren Entdecker- und Erfindergeist ausschöpfen.

Phantasie heisst: Erscheinung, geistiges Bild. Die inneren Bilder aus anderen Sphären werden mit äusseren Wahrnehmungen verknüpft. Das Kind kann sich mit der Phantasie ein differenziertes Bild von der Welt machen. Spielkinder wollen sich frei, ohne ständiges Vormachen, Anleiten, Animieren, Beobachten und Bemuttern, ausdrücken dürfen. An der Quelle der Freude und der Phantasie lernt das Kind die Natur, die Erde, das Leben lieben, damit es sich später mit Respekt, Verantwortungsbewusstsein und Be-Geist-erung für ein menschlicheres Leben einsetzen kann.

Überbemutterung ist genau wie Unterbetreuung irritierend, beängstigend, entmutigend für das Kind.

Es ist die Seil-Tanz-Kunst der Kinderbetreuung, den Weg über die goldene Brücke zwischen Überforderung und Unterforderung, Überbemutterung und Unterbetreuung zu finden.

Du kannst die Einmaligkeit der Entwicklung Deines Kindes gut erfassen, wenn Du es oft massierst. Die intensiven Erfahrungen der Massage bringen Dich in Deine Mitte, in Dein Gleichgewicht und machen Dich zur schwindelfreien Seiltänzerin!

Ein Kind, das ständig entscheiden muss, ist überfordert!
Ein Kind, das nie entscheiden darf, ist unterfordert.

Es ist das höchste der Gefühle

Täglich verlassen viele junge Elternpaare begeistert und überglücklich die Gebärabteilung der Spitäler und machen sich auf den abenteuerlichen Weg des Familienlebens.

Die überschwenglichen Gefühle von Stolz, Freude, Glück, Hingabe werfen – vom Augenblick der Empfängnis bis weit über die Ablösung des Kindes von den Eltern hinaus – ihre Schattenbilder. Gefühle haben Kehrseiten, sie sind ambivalent. Es ist eine verlogene Halbwahrheit der Gesellschaft, nur die innige, fürsorgliche Mutterliebe zu preisen – und vorauszusetzen.

Jedes Gefühl kann sich – vor allem, wenn man sich überfordert oder ohnmächtig fühlt – in sein Gegenteil verkehren. Bist Du die Mutter, die sich nie überfordert, überreizt, übermüdet, übergangen fühlt, die sich nie – angesichts der Verantwortung – ohnmächtig fühlt? Ich bin sie nicht! Durch die Jahre des Mutter-Seins, habe ich meine Ansprüche an Perfektion in erreichbare Nähe gerückt, ich versteige mich nicht mehr im Vollkommenheits-Wahn. Ich habe mich aus dem Schraubstock fremder Wunschbilder, Strickmuster und Normen befreit. Statt in Schuldgefühlen zu schmoren, die Zeit und Kraft verschlingen und den Schmerz verlängern, kann ich meine Fehler einsehen, annehmen und – im Rahmen meiner Fähigkeiten und Grenzen – eine Korrektur vornehmen. So lernen auch Kinder, mit Fehlern vernünftig umzugehen.

Ich habe aufgehört, Gefühle in «gute» und «schlechte» zu sortieren. Wenn ich Wut, Angst, Ärger unterdrücke, weil sie «schlecht» sind und ich sie nicht haben darf, können sie mich eines Tages mächtig überfallen, beherrschen – versklaven. Das Unterdrückte wird stärker als mein Widerstand, es gewinnt Macht über mich.

Nicht genug, dass jedes neue Familienmitglied eine Belastungsprobe für das Zusammenleben darstellt – jede Frau ist zudem nach einer Geburt Gefühlsschwankungen jeden Grades unterworfen. Die hormonellen und biochemischen Umwälzungen nach einer Geburt bringen den weiblichen Körper ins Ungleichgewicht. Das wirkt sich auf die seelische und geistige Verfassung aus. Viele Frauen fühlen sich nach einer Geburt deprimiert, niedergedrückt, auf dem Nullpunkt. Statt das vielgepriesene glorreiche Mutterglück stellen sich Ängste, Aggressionen, Depressionen und öde Leere ein. Damit rechnet man nicht, davon spricht man nicht, damit wird frau allein gelassen.

Allein mit einem einwandfreien Muttermythos und ihrem Kind. Viele Mütter entsprechen vordergründig diesen Idealbildern, verstricken sich jedoch tiefgründig in Schuldgefühle über ihre realen, aber versteckten Empfindungen und – (Miss)Handlungen.

Viele Kinder werden weltweit, in allen sozialen Schichten, körperlich und seelisch misshandelt. Solche Untaten geschehen nur selten aus roher, sadistischer Gewalttätigkeit oder aus dubiosen Erziehungsgründen, wie z. B. den Willen des Kindes frühzeitig zu beugen, Unarten auszutreiben, wenn's sein muss, mit Gewalt.

Kindesmisshandlungen passieren in der Hölle der Nervenschwäche, der Übererregung, der Erschöpfung, der Verzweiflung, der unkontrollierbaren Gefühlsausbrüche und Persönlichkeits-Zusammenbrüche.

Du spürst Dich nicht mehr, hast Dich nicht mehr in der Hand, Emotionen nehmen überhand, die Erde bebt, Du weisst nicht mehr, was Du tust – Du drehst durch – urplötzlich.

Du brauchst Hilfe, Ihr schwebt in grosser Gefahr, Du und Dein Kind! Für Deinen Zustand kannst Du nichts, wir alle haben unkontrollierte Grenzübergänge, niemand ist gegen das Minenfeld in seinem Innern gefeit.

Aber den Mut aufbringen, Dir helfen zu lassen, das musst Du!

Hilfe brauchst Du, und sie steht Dir zu, Tag und Nacht, mit *absoluter Diskretion*. Ohne Beschämung.

Eine Rund-um-die-Uhr-Elternberatung ist die Telefonmeldestelle des *Eltern Notrufs* in Zürich. Wenn Du in Not bist, wird Dir hier konkrete Hilfe geleistet.

«Es können sich sowohl Eltern an uns wenden, die in einer Krisensituation stecken (also im Begriff sind, ihr Kind zu misshandeln oder bereits misshandelt haben), wie sich auch Eltern bei uns Hilfe holen können, denen akute Erziehungsschwierigkeiten das Gefühl geben, ‹weder ein noch aus› zu wissen.» (Broschüre ENR)

Du kannst mit deinem Versteckspiel die Nachbarn täuschen, die Besucher, Deinen Partner. Vielleicht gelingt es Dir eine Zeitlang, sogar Dir selbst eine heile Welt vorzugaukeln. Du beisst auf die Zähne, weil ja alles eine Frage der Zeit, des Durchhaltevermögens, des guten Willens ist. Dein Kind aber täuschst Du nicht. Es nimmt Dich ganz und gar mit all Deinen inneren Konflikten wahr.

Deine Stimmungsschwankungen geben Auskunft darüber, was sich in Deinem Inneren abspielt. Verleugne Deine miserable Laune nicht, überspiele sie nicht. Schau sie Dir an, schau Dich an und frage Dich – voll echter Anteilnahme – wie geht es mir?

Die Gefühle – die «positiven» und die «negativen» – geben Dir Signale, sie sind Deine Wegweiser auf Deinem Lebensweg (die Angst z. B. mahnt Dich zur Vorsicht). Sie sollen Deine Helfer sein, nicht Deine Beherrscher! Beachte die Signale, sie können Dich zur Ursache Deines Unwohl-Seins führen. Du merkst jetzt zum Beispiel, da Du Dich um Dich kümmerst, Dich Deiner annimmst und anhörst, wie übernächtigt, ausgepumpt Du bist. Wieviel Sorgen und Schuldgefühle Du mitschleppst. Du brauchst Luft, Ablösung! Oder Du erkennst, dass die Partnerschaft Dir auf die Leber drückt, eine Aussprache längst fällig ist. Überwinde Deine inneren Schranken, Du wirst Lösungen – und Hilfe – finden. Was Du nicht loslässt, lässt Dich nicht los. Wenn Du Rumpelstilzchens Namen kennst, hat es keine Macht mehr über Dich?

Nicht immer kannst Du die Ursache Deiner Krise feststellen. Nimm sie an als eine Erfahrung, die Dich weiterbringt, die Dich reifer, weiser macht.

Deine Miss-Stimmung kann auch aus einem schmerzlichen Erlebnis Deiner Kindheit stammen. Im Leben mit Kindern gibt es viele

Chancen, die eigene Kindheit nochmals — eine Oktave höher — verstehend zu erleben.

Kinder helfen uns, gerade weil sie so vieles in Unordnung bringen, grossartig beim Räumen von alten Kindheits-Mustern. Lass die Bilder Deiner Kindheit hochsteigen, die herrlichen und die hässlichen! Wie war das damals, als Du 14, 11, 8, 4 Jahre warst? Wie hast Du damals gelebt, gefühlt? Aus dieser Quelle Deines ewigen Kind-Seins kannst Du viel Verständnis für Deine Kinder schöpfen.

Siehst Du in Deinen Kindheitsbildern Deine Mutter, eingespannt in ein Vollkommenheits-Joch, ganz ähnlich, wie Du es jetzt bist? Verzeih ihre Fehler. Vielleicht kannst Du erkennen, dass es gerade Deine Kindheits-Nöte sind, die Dir die Antriebe geben, Dein Leben in die Hand zu nehmen, etwas daraus machen.

Woher sollen Kinder Anreize bekommen, wenn sie im perfekten Milieu krisenfrei aufwachsen? Nach welchen Zielen sollen sie noch streben?

So zerbrechlich, wie man uns weismachen will, sind Kinder nun auch wieder nicht. Sie ertragen schadlos disharmonische Tage, wenn der Grundtenor der Beziehung, in der sie aufwachsen, liebevoll ist, wenn Du ihnen keine Schuld aufbürdest und keine körperli-che oder seelische Gewalt antust. Jedes Kind nimmt seinen (Schicksals-)Rucksack mit ins Leben. Nicht *Du* hast ihm alle seine Schwierigkeiten aufgebürdet, nicht *Du* kannst ihm jeden Kummer ersparen, nicht *Du* kannst verhindern, dass jeder Mensch auch leiden lernen muss.

Du kannst aber sein (Selbst)Vertrauen stärken, Du kannst in ihm Mut und Lebensfreude wecken.

Es ist ein Zeitgebot, dass aus der Utopie einer humanen und gewaltfreien Kindererziehung eine Wirklichkeit wird.

Hand aufs Herz, Du siehst auf der Strasse oder im Supermarkt eine Mutter die Nerven verlieren, das Kind wütend zerren und anschreien. Was machst Du? Schleichst Du Dich aus ihrer Nähe, schaust von weitem zu und bist heimlich schadenfroh, dass ihr das passiert und nicht Dir? Bist Du entsetzt über die Unfähigkeit der jungen Mutter? Gehst Du selbstherrlich weiter?

Oder wirst Du es wagen, ihr Deine Hilfe anzubieten? Das ist grossartig, selten und schwer. Einem Blinden über die Strasse helfen ist viel einfacher. Ist aber das «Nervenverlieren» nicht auch eine Behinderung hohen Masses, ein Notfall, der sofortige Hilfe braucht?

Notrufnummern bei Kindsmisshandlung

Schweiz:
Elternnotruf Tel. 01/363 36 60
Elternberatung bei Kindesmisshandlung
Winkelriedstrasse 5
8006 Zürich

Deutschland:
Deutscher Kinderschutzbund
Bundesverband e. V.
Drostestrasse 14–16
3000 Hannover 1
Tel. 0511/66 20 56
Kinderschutzzentrum Berlin
Karl-Marx-Strasse 262
1000 Berlin 44
Tel. 030/684 30 64–65

Oesterreich:
Dr. Prof. Hans Czermak
Stubenring 16
A-1001 Wien
Tel. 0222/42 03 45
Priv. 0222/52 82 04

Diese Stellen geben auch Auskunft über weitere Notrufnummern und Beratungsstellen in den einzelnen Regionen.

Handhabung der Massage

Massageregeln

- Massiere nicht mit Druck – die Kraft Deiner Hände tut auch so ihre Wirkung!
- Massiere nie unmittelbar nach einer Mahlzeit!
- Massiere bei freundlicher Raumtemperatur (kein Körperwärme-Verlust)!
- Entferne Dich während und unmittelbar nach der Massage nicht aus dem Blickfeld des Kindes!

- Massage-Bewegungen, die vom Herz weg führen (= ableiten), wirken beruhigend, Bewegungen hin zum Herzen (= zuleiten) wirken anregend!
- Das Massage-Schema passt sich den Bedürfnissen des Kindes an, nicht umgekehrt.
- Atme tief und bewusst, damit Deine Energien in Schwung bleiben.
- Sei Dir immer der Würde des Kindes bewusst (nicht nur bei der Massage)!

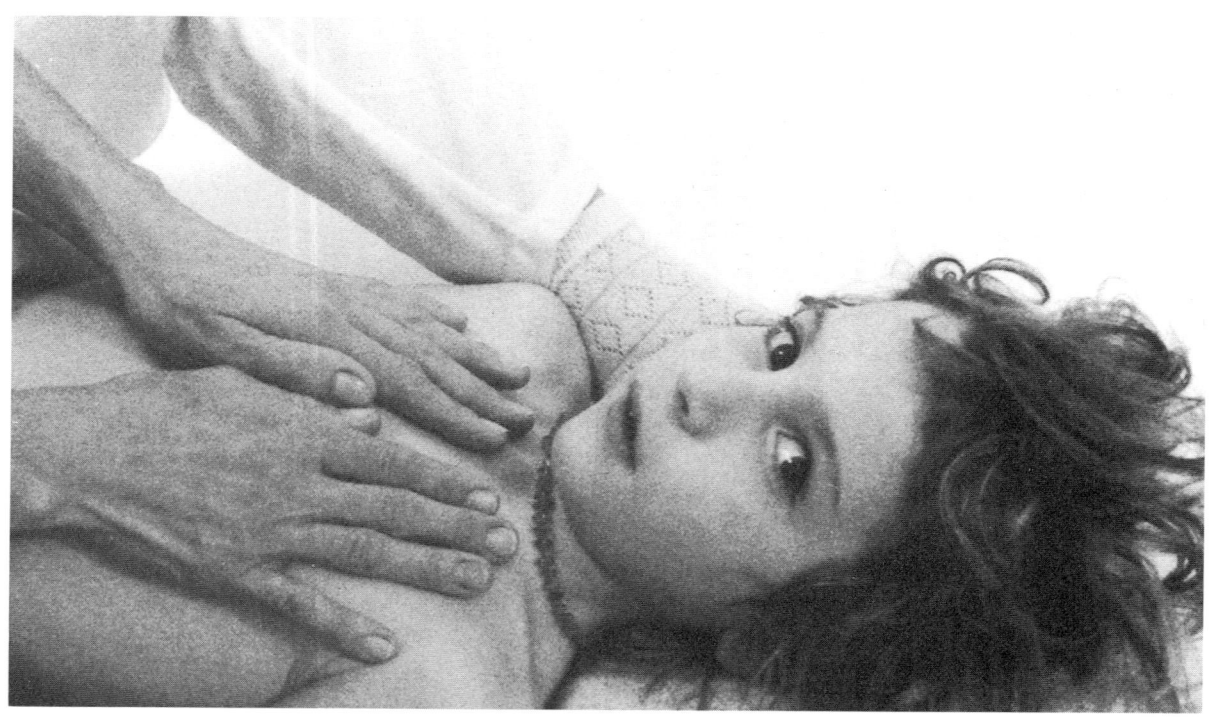

- Deine Massage sei ein Geschenk. Die Lebenskraft des Kindes bestimmt, was sie damit bewirken wird. Sei also ohne Ehrgeiz!
- Kleine Reize heilen – starke Reize hemmen – stärkste Reize lähmen!

Ein weiches Tuch oder ein Schaffell und eine Stoffwindel (beim Kleinkind für den Fall, dass es während der Massage nass wird) liegen auf dem behaglichen Massageplatz bereit, daneben ein Schälchen mit etwas Öl. Während Du ihm mitteilst, was Du vorhast, kleidest Du Dein Kind aus. Streichle es, wenn es nackt ist; nimm es, wenn es noch klein ist, in Deine Arme, freue Dich über das innig-zärtliche Beisammensein. Deine Hände sind warm und empfindsam. Deine Sinne, Deine Haltung und Atmung sind offen, entspannt und frei, Deine ganze bewusste Wahrnehmung steht Dir für Euer Liebesspiel, die Massage, zur Verfügung und nährt Deine Lebenskraft. Dadurch werden Deine Berührungen – während der ganzen Massage ohne Druck – sanft, entschlossen und voller Intensität sein. Du wirst einen gleichmässigen, dem Kind entsprechenden Rhythmus finden. Mache jede einzelne Übung 3–5mal.

Begrüssungs-Kränzchen   Knie oder setze Dich bequem hin, vor Dir liegt das Kind auf dem Rücken.

Deine Fingerspitzen (ohne Öl) gleiten ruhig entschlossen, nicht zaghaft, aber ohne Druck in rhythmisch kreisenden Bewegungen ums Köpfchen. Massiere den ganzen behaarten Kopfteil.

Jetzt nimmst Du – ohne Dich vom Kind abzuwenden – Öl, reibst es in Deine Hände ein und legst sie flach auf seine Brust, so

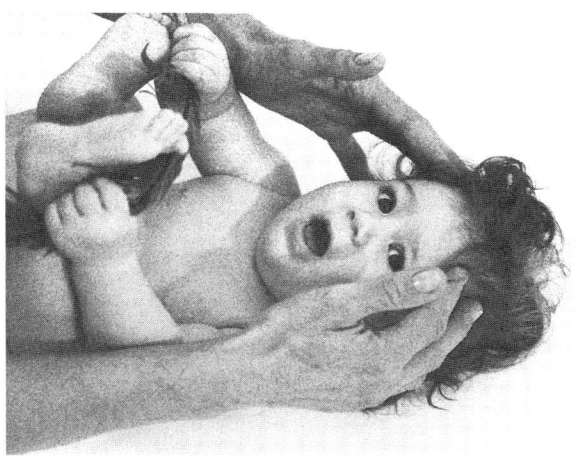

dass sich Deine Zeigefinger auf dem Brustbein berühren. Lass Deine Hände kurz so liegen und mache dann die nächste Übung, das «offene Buch».

Brust

Das offene Buch   Du streichst mit den Handflächen seitlich den Rippen entlang und kehrst – dem Rippenbogen entlang – zum Brustbein zurück. Lege Deine Hände

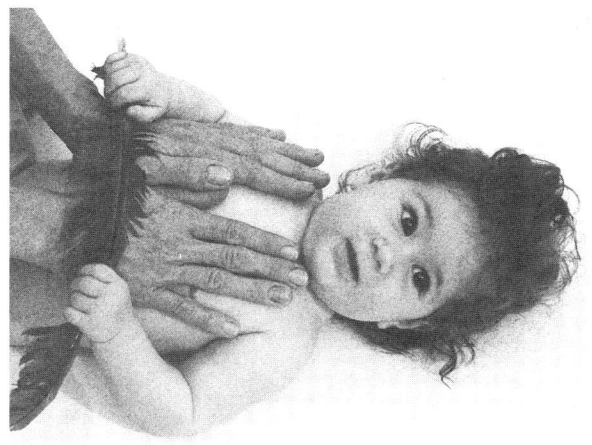

schräg – zur Mitte hin gerichtet – unter den Rippenbogen, bereit für die folgende Übung, den «Schmetterling».

Schmetterling   Die eine Hand fährt – diagonal – zur gegenüberliegenden Schulter, verweilt auf der Schulter und zieht sich sanft zurück. Jetzt führt Deine andere Hand die gegengleiche Bewegung aus, hin und zurück im Wechselspiel und in gleichmässigem Zeitmass.

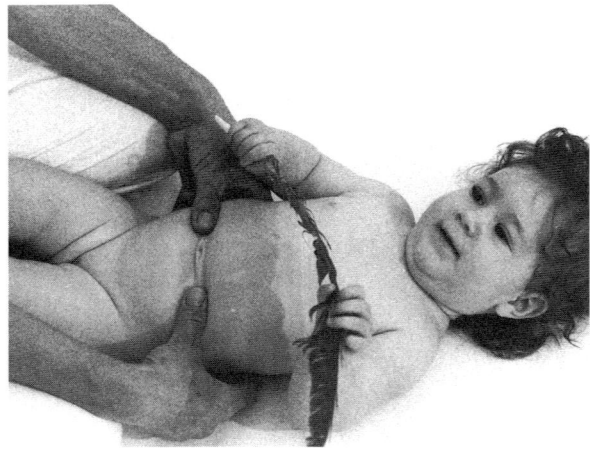

Die Brustmassage unterstützt die Tätigkeit von Lunge und Herz. Sie ist eine intensive Erfahrung für das Kind. Beobachte es, während sich Deine Hände hin und her bewegen. Erschrickt es, zuckt zusammen, beginnt zu weinen? Sprich mit ihm, sanft, beruhigend, aber nicht ablenkend. Es kommt oft vor, dass, vor allem kleine Kinder, bei den ersten Brustmassagen weinen. Die Berührung erinnert sie vielleicht an eine schmerzhafte Erfahrung, die sie, wahrscheinlich ohne unser Wissen, gemacht haben. Das Weinen ist das Öffnen der Schleuse, das Lösen einer Stauung, der Schlüssel zum Schmerz, der einst, weil er heftig war, verdrängt, ein-

gekerkert wurde. Lass das Weinen, das Sich-Befreien zu, auch wenn es Dir schwerfällt, Dein Kind so traurig, aufgebracht, empört und untröstlich zu erleben. Vielleicht schürft das Weinen auch einen alten Schmerz in Dir auf. Unterbrich die Massage, wenn das Kind sehr weint. Nimm es in die Arme, lass es sich – in Deiner innigen Umarmung – ausweinen. Nimm dabei auch Deine Gefühle wahr!

Bei der nächsten Massage kannst Du die Körperbereiche, die Unbehagen auslösen, erst am Schluss mit um so sensibleren Berührungen streicheln. Das Schreien wird immer kürzer und seltener werden – das Kind befreit sich von negativen Erfahrungsmustern.

Bauch

Nabel   Setze Deine Daumen links und rechts des Nabels flach auf und streichle quer zu den Seiten aus. Zurück zum Nabel, ohne Berührung. Vermeide bei der Bauchmassage ruckartige Bewegungen, mühelos leicht ziehen Deine Hände ihre Bahnen.

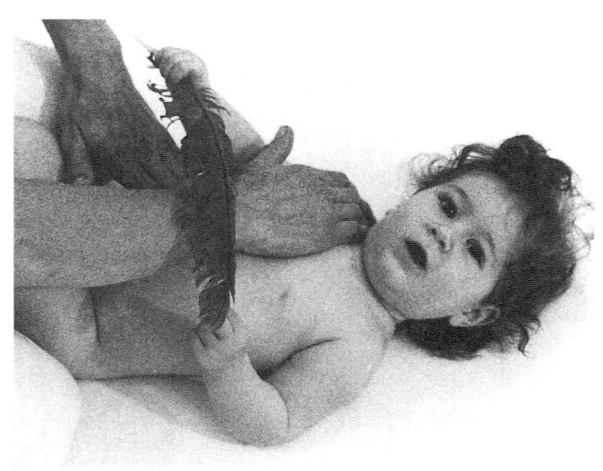

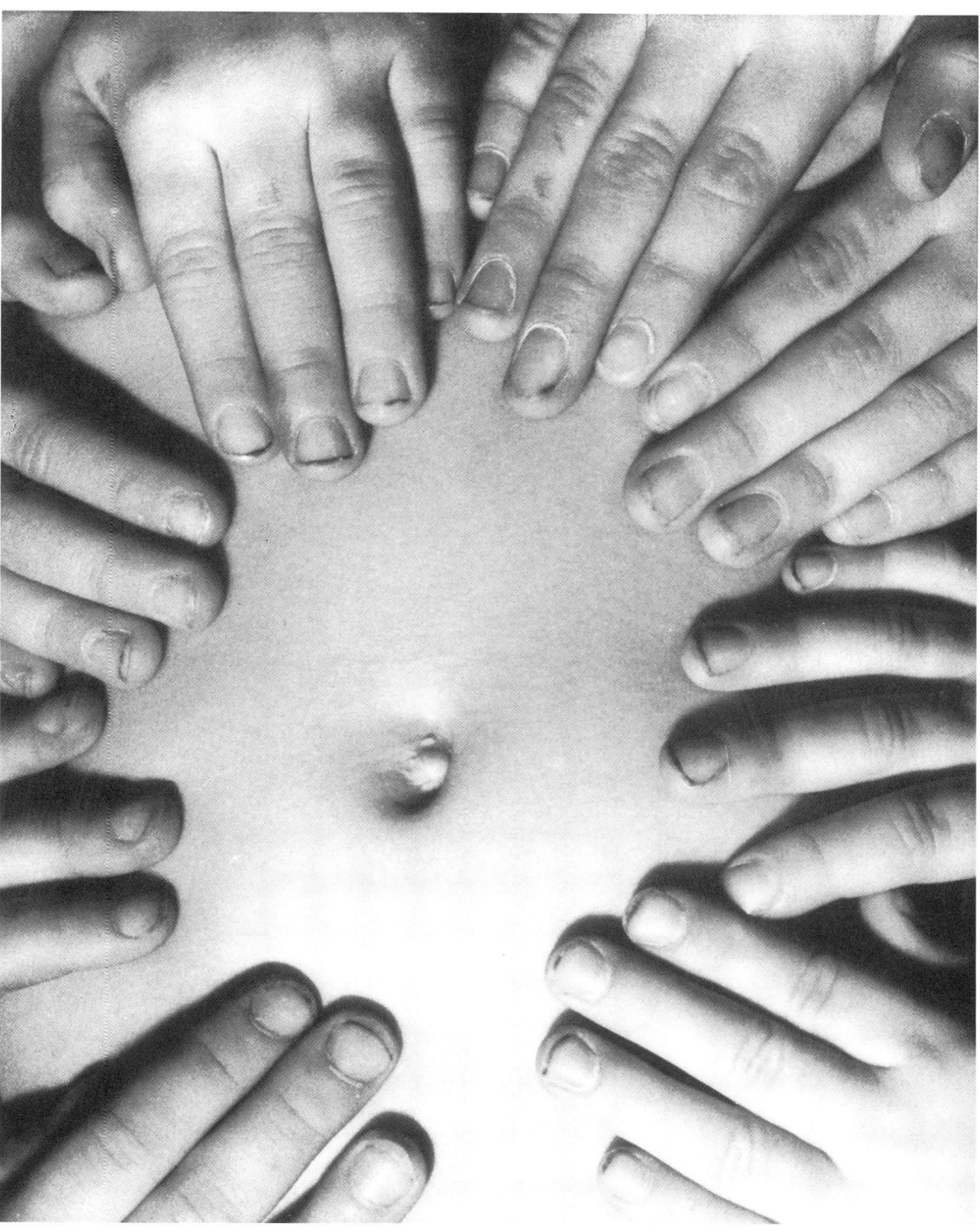

Der Bauch – das Reich der Gefühle.

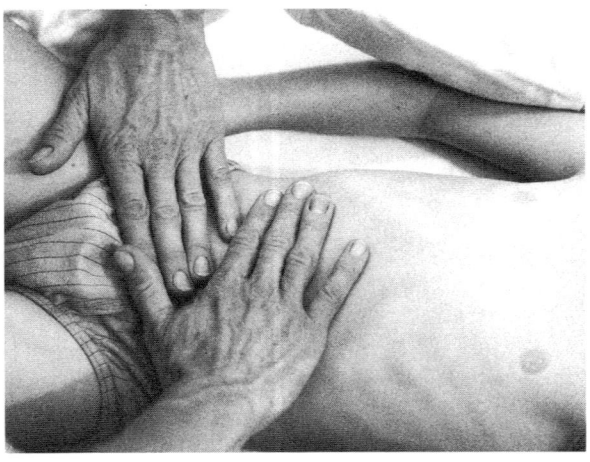

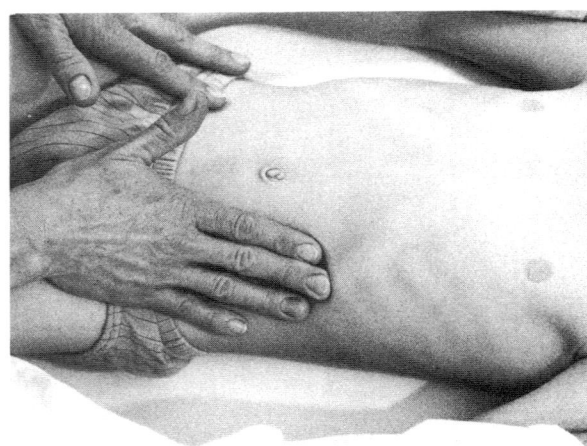

Sonnenmond   Deine Hände liegen auf dem
Bauch, die rechte unter die linke geschoben.
Mit der linken Hand beschreibst Du einen
Bogen nach links, gefolgt von Deiner rechten Hand. Jetzt liegt Deine rechte vor der
linken, die nun ihren Bogen im Uhrzeigersinn zieht, gefolgt von der linken. Das Kind
mag diese weichfliessende, rhythmische
Massage sehr. Sie spricht seine inneren Füh-
rungskräfte an und stellt Einklang unter den
Organen her.

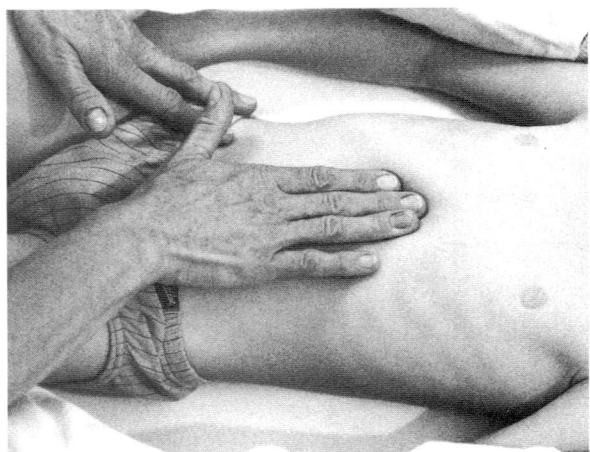

Ich liebe Dich   Male bei der folgenden
Übung die Anfangsbuchstaben von «Ich liebe **D**ich» auf den Bauch des Kindes.
   Deine *rechte* Hand liegt jetzt über der
linken Leiste und zieht eine gerade Linie bis
sanft unter den Rippenbogen und ohne Berührung wieder zurück = **I**. Dann fährt sie
wieder in gleicher Weise zum Rippenbogen,
biegt dort, dem Brustkorb entlang, ab, geht
bis zur Körpermitte, wo sie – auf dem sam-
tig weichen Zwerchfellpunkt – eine Weile
innehält, um diese Körperstelle zu begrüs-
sen. Zurück zur linken Leiste, ohne Berührung = **L**. «Male» jetzt von seiner rechten
Leiste hinauf bis unter das Brustbein und

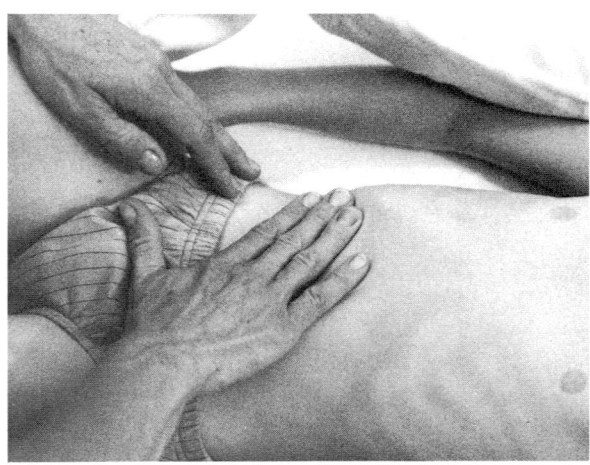

hinunter zur linken Leiste einen schönen Regenbogen = **D**.

Wasserrad   Mit den Handkanten streichst Du nun über die Bauchdecke abwärts, rhythmisch und rund. Deine Hände ahmen die Bewegung eines Rades nach. Hebe – vor allem, wenn der Bauch angespannt, gebläht ist – die Beine hoch, damit sich die Bauchmuskulatur entspannt. Mit der freien Hand führst du dieselbe Bewegung aus.

Zum Abschluss der Bauchmassage *spazieren Deine Fingerspitzen* von oben nach

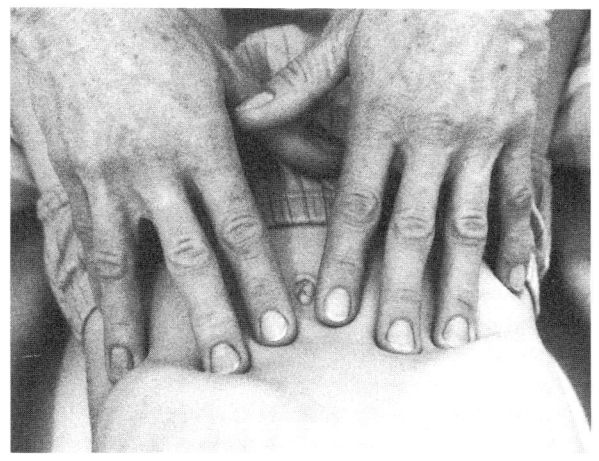

unten über die Bauchdecke und werden vermutlich einige Luftbläschen erwischen. (Oft ist dann die Wirkung des Spazierganges hörbar!)

Gliedmassen

Die Arme   Lege den Arm des Kindes seitlich hoch und massiere die Achselhöhle von unten nach oben = handwärts. Das regt das Lymphsystem an und wirkt harmonisierend auf die Herztätigkeit.

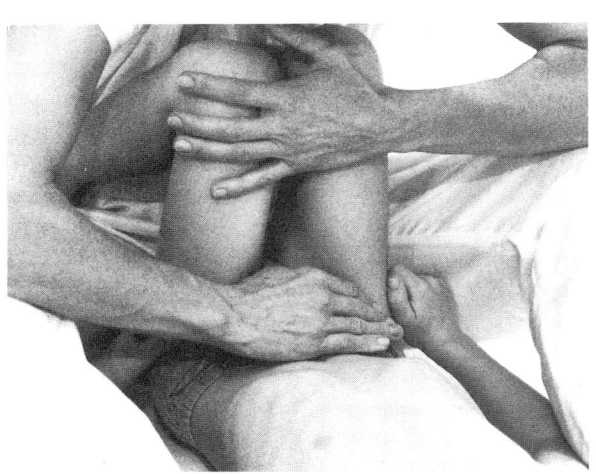

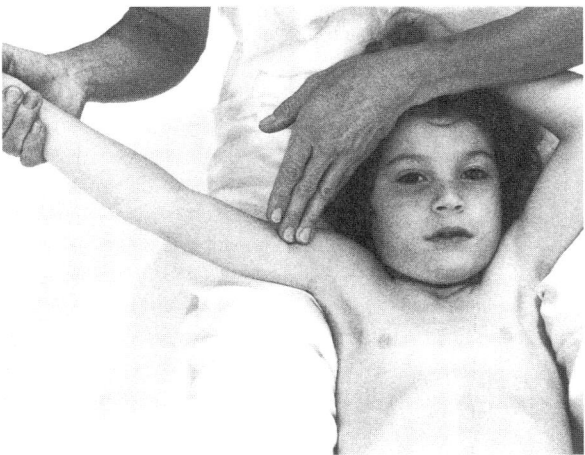

Indisches Melken   Vom Schultergelenk bis zu den Fingern langsam abwärts lässt Du den Arm des Kindes zwischen Deinem Daumen und Zeigefinger gleiten. Du streifst Belastendes vom Körper weg.

Fasse nun den Oberarm mit beiden Händen, so dass Deine beiden Handrücken oben liegen und drehe die Hände hin und her, langsam hinunter zur Hand. Nimm für dieses *Drehen* genügend Öl, damit die Bewegungen schön gleiten ohne unangenehmes Zerren der Hautschichten (Gefühl von Brennesseln).

Nimm den Oberarm zwischen Deine Handflächen und *rolle* den Arm hin und her bis hinunter zur Hand (ab ca. 3. Monat).

Massiere jetzt sorgfältig das Handgelenk mit kleinen kreisenden Bewegungen. Hier berührst Du viele Punkte, die für die Selbstheilungskraft des Kindes wichtig sind. Nimm Dir Zeit für die Handgelenke und für die

Hand   Setze beide Daumen auf die Innenseite des Handgelenks und streiche den Handteller aus, fingerwärts.

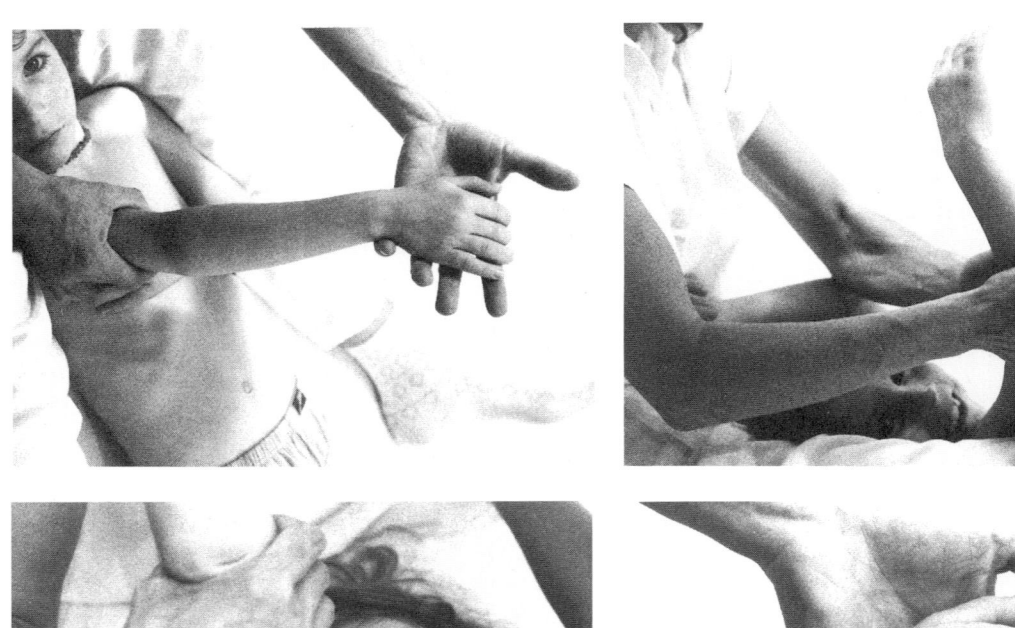

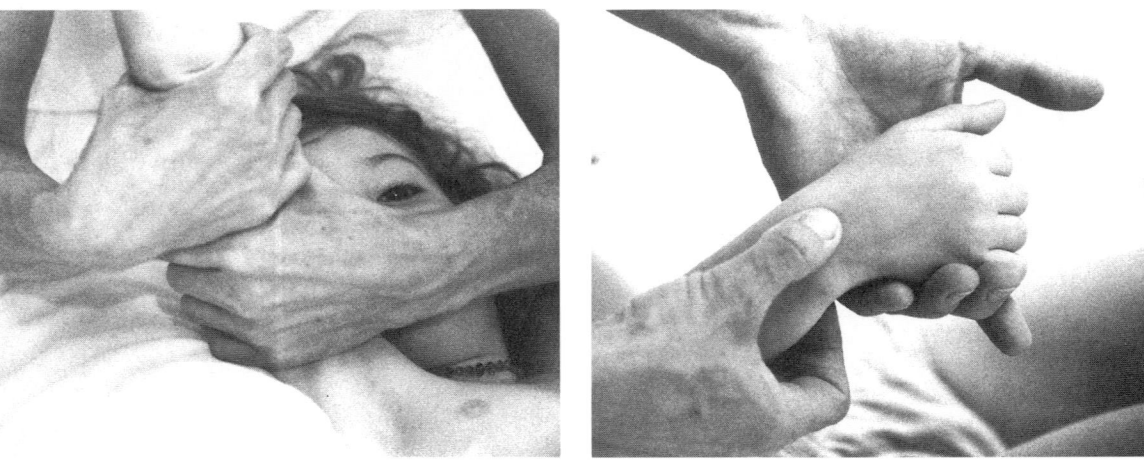

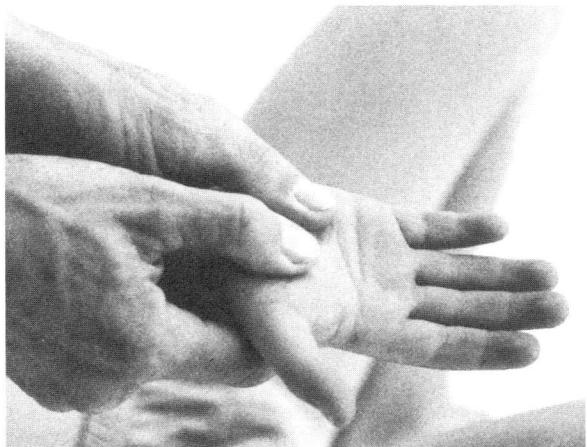

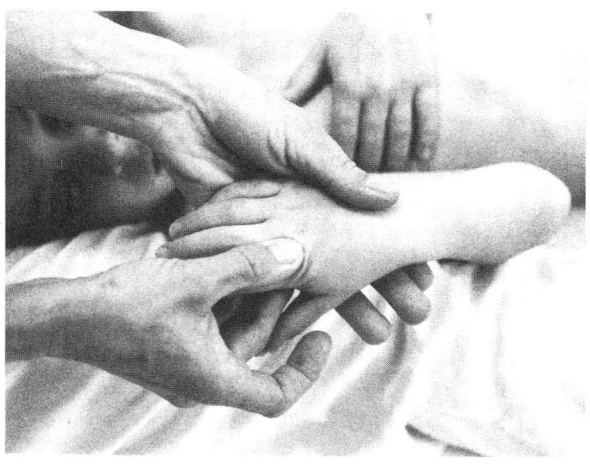

Umkreise ein zweites Mal das Handgelenk und gib dem Kreislauf eine sanfte Anregung durch

Das schwedische Melken   Wie beim indischen Melken gleitet der Arm des Kindes durch Deinen Daumen und Zeigefinger, diesmal in umgekehrter Richtung – von der Hand zur Achsel, herzwärts.

Massiere jetzt den Arm der andern Seite – in der Regel wird rechts begonnen – auf die gleiche Weise.

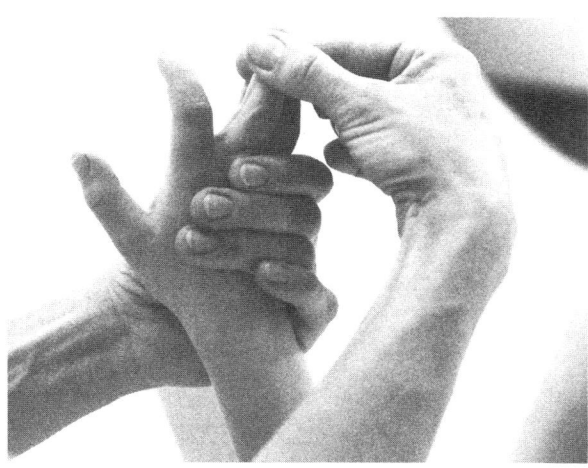

Mit Daumen und Zeigefinger massierst Du jetzt *jeden Finger,* einen nach dem andern, von der Fingerspitze zum Grundgelenk mit spiralförmigen Bewegungen. Vermehrte Zuwendung schenkst Du dabei den Gelenken.

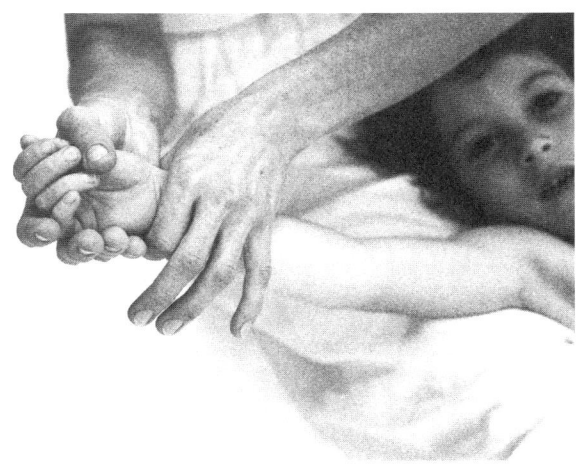

Handrücken   Streiche mit dem Daumen über den Handrücken, beginnend zwischen den Fingern, bei den sogenannten Schwimmhäuten, hin zum Handgelenk. Beachte auch die äussere Daumenseite!

Beim Säugling lassen sich die Arme nicht immer einfach ausstrecken. Klopfe ganz sanft über die an den Brustkorb geschmiegten Arme und versuche, sie leicht zu schütteln. Teile Deinem Kind – über Worte oder Gedanken – mit, dass Du es liebst, dass es sich voll Vertrauen entspannen darf, zeige ihm Deine Freude, wenn es sich entspannt.

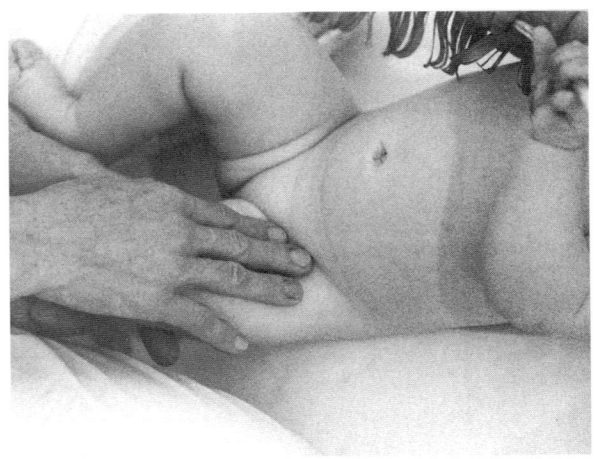

Die Handmassage ist wichtig, beim Säugling aber ziemlich zeitaufwendig. Wenn die Massage dadurch zu lange dauert, nimmst Du Dich zu einem anderen Zeitpunkt – um so ruhiger und ausführlicher – seiner Hände an. Grössere und massage-ungewohnte Kinder können mit Fingerversen und verschiedenen Sprüchlein für die Massage gewonnen werden.

Mit dem bekannten Vers:
Anke schtoosse, Anke schtoosse
Bälleli mache, Bälleli mache
Rogeli rogeli tätsch tätsch tätsch

kannst Du eine schöne Arm-/Beinmassage machen (weitere Beispiele im Anhang S. 86).

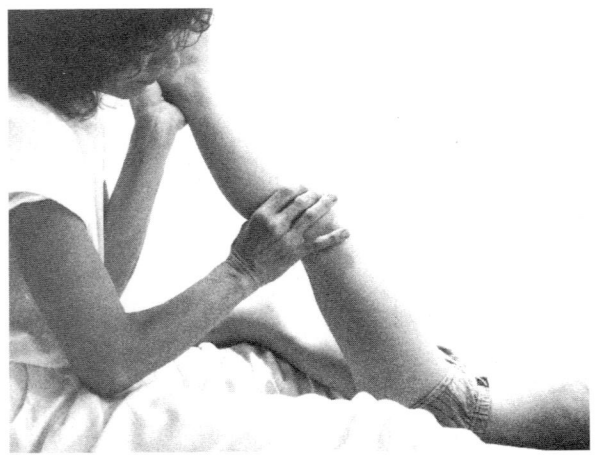

Beine und Füsse Genau wie Arme und Hände behandelst Du jetzt Beine und Füsse. Du beginnst dabei mit dem Ausstreichen der Leiste abwärts.

Beachte am Fuss die Aussenkante, vom kleinen Zeh zur Ferse. Streichle auch mehrmals der Innenseite entlang, vom grossen Zeh zur Ferse. Dadurch können Spannungen in der Wirbelsäule gelöst werden. Diese Innenlinie entspricht mit ihren Wölbungen genau der Form der Wirbelsäule.

Die meisten Kinder, grosse und kleine, mögen in der Regel die Fussmassage sehr. Säuglinge verhalten sich dabei meist ruhig,

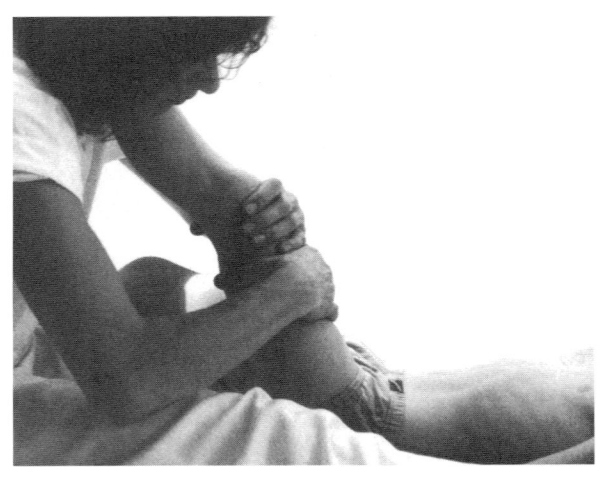

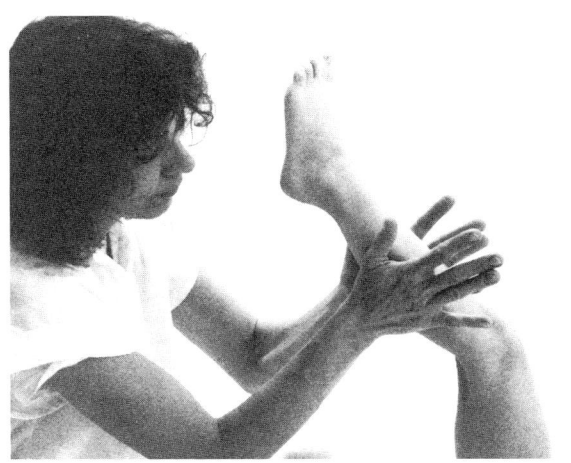
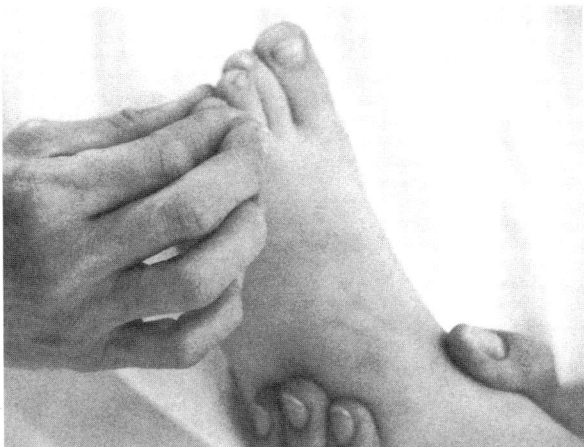
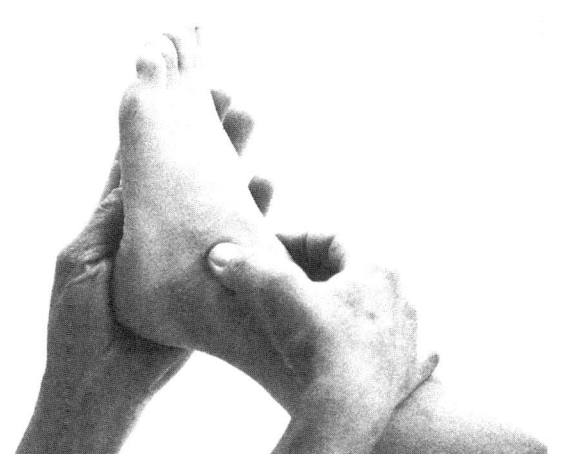
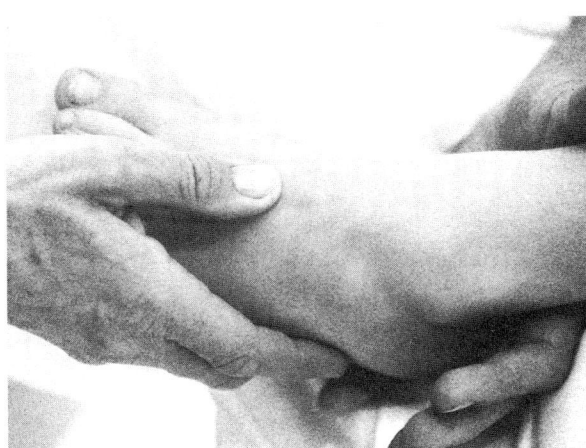
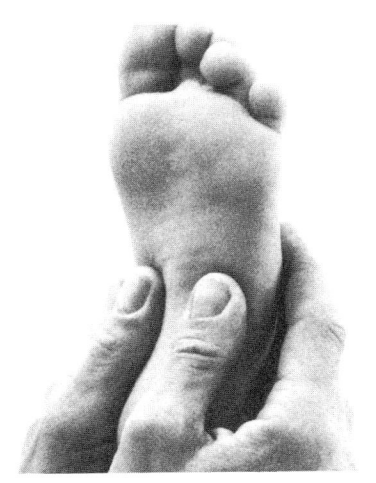
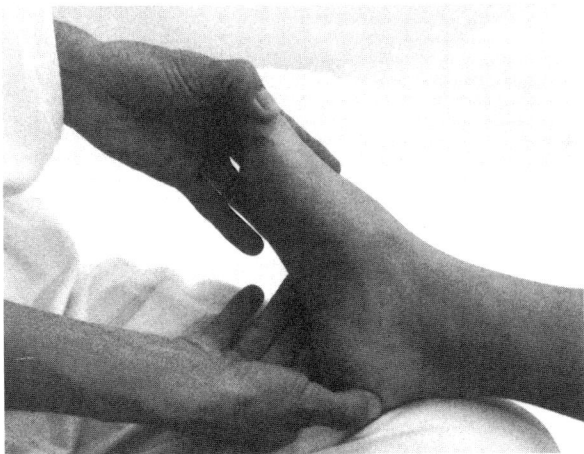

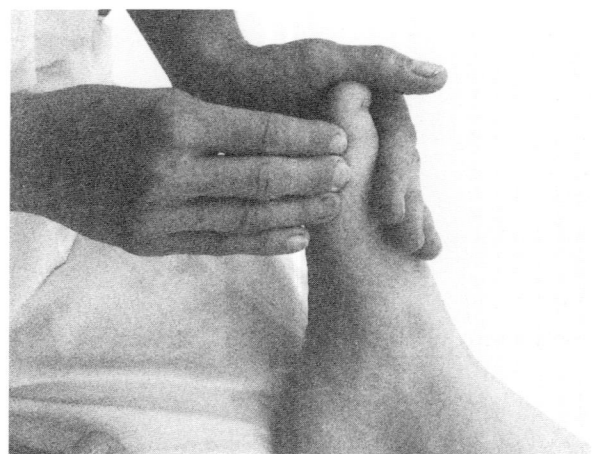

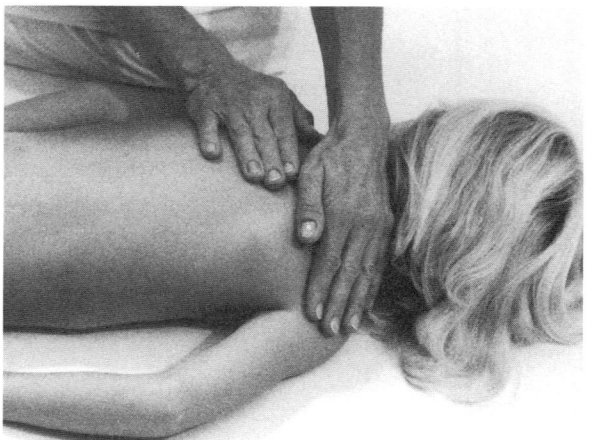

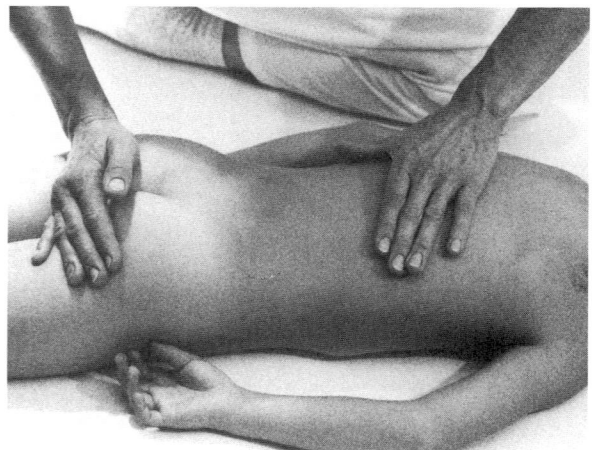

oft tauchen sie zufrieden in ihre – für uns so geheimnisvollen – Sphären ein. Auch ein massage-skeptisches Kind ist selten abgeneigt, sich die Füsse massieren zu lassen. Wenn Du es nicht zu mehr drängst, wird es Vertrauen fassen und Dir mit der Zeit Zutritt zu weiteren Körperbereichen gewähren. Gedulde Dich, auch wenn es Wochen dafür braucht! Auch die Fussmassage benötigt keinen zusätzlichen Druck, achte aber darauf, dass Deine Berührungen kräftig und entschlossen sind. Zaghafte Bewegungen kitzeln, das Kind wird sich dagegen wehren.

Rücken und Hinterkopf

Rücken Drehe das Kind (Vorsicht: glitschig!) auf den Bauch und lege Deine Hände auf seine Schulterblätter, lasse sie eine Weile hier ruhen. Spürst Du den Energie-Austausch in Deinen Handflächen?

Fahre dann quer über den Rücken, mit flachen Händen, die eine vor, die andere zurück, in gleichmässigem Wechselspiel, hin und her. Langsam wandern Deine Hände

den Rücken abwärts zum Gesäss und von da wieder aufwärts zu den Schultern.

Umfasse die Gesässbacken mit Deiner rechten Hand, mit der linken ziehst Du links und rechts der Wirbelsäule (jedoch nicht direkt über sie) schöne senkrechte Linien vom Schultergürtel zum Gesäss. Gleite mit der leicht gewölbten linken Hand ein paarmal vom Nacken zum Gesäss.

Nimm seine Füsse in Deine rechte Hand (ohne festen Griff um das Fussgelenk!) und führe mit Deiner Linken gleichmässige Bewegungen von Nacken zu den Fersen aus.

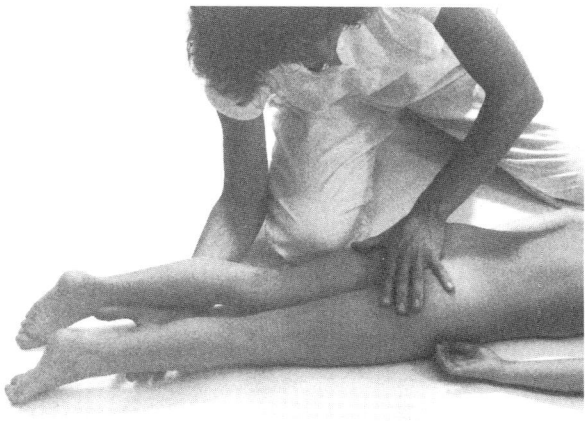

Mit sanft kreisenden Bewegungen klettern Deine Fingerspitzen – links und rechts der Wirbelsäule entlang – vom Steissbein zum Nacken hoch. Massiere auch den *Schultergürtel und den Nacken*, indem Du Deine Fingerspitzen flach aufsetzt und kreisend bewegst.

Hinterkopf   Deine linke Hand liegt still auf dem Haupt des Kindes. Mit dem Daumen der rechten Hand fährst Du weich kreisend der Knochenkante entlang: beginne hinter dem einen Ohrläppchen bis hin zur Mitte

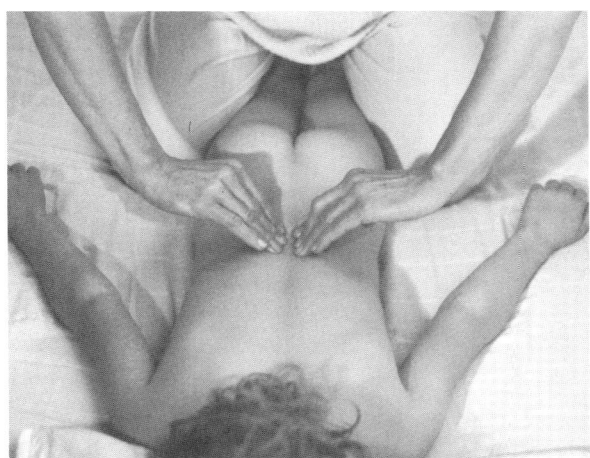

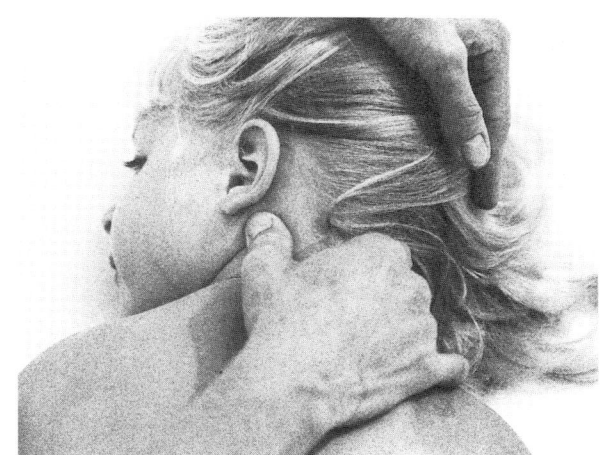

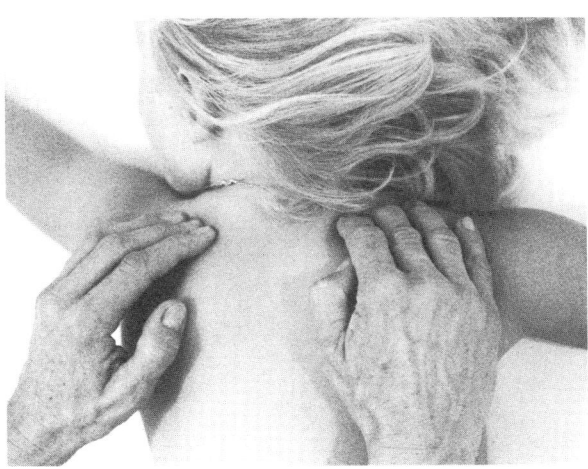

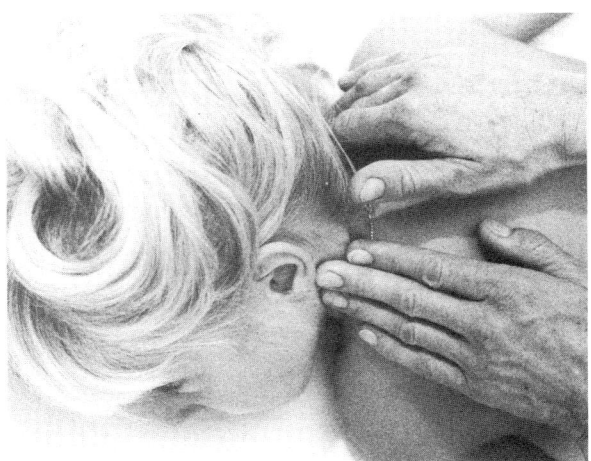

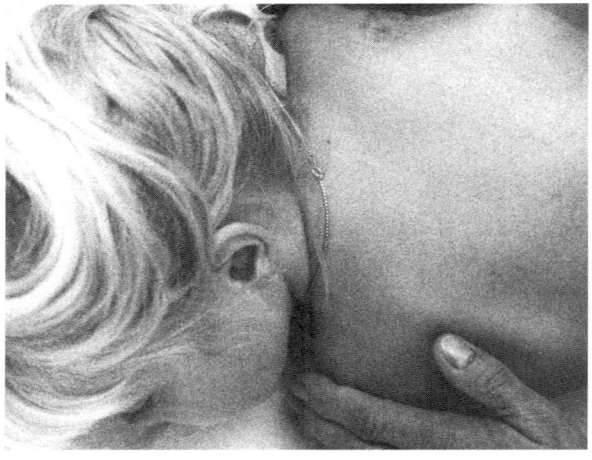
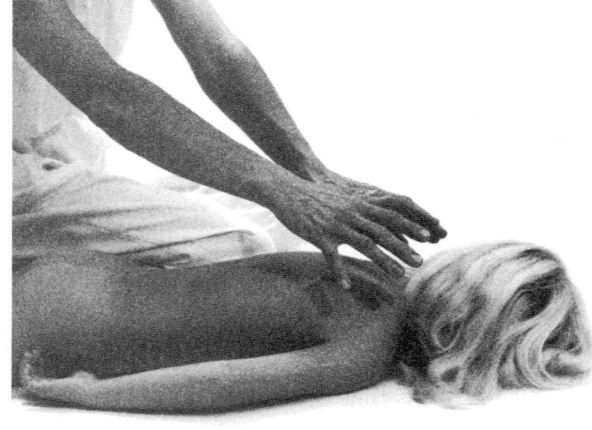

des Hinterhauptes, dann auf die gleiche Weise vom andern Ohrläppchen aus.

Streiche beidseits des Nackens, vom Ohrläppchen abwärts und mit einer ruhigen Bewegung über die Schultern zu den Armen, als wolltest Du alles Belastende abstreifen.

Beschliesse die Rückenmassage mit dem

Kämmen   Deine leicht gespreizten Fingerspitzen gleiten dabei in weichen, leicht wellenförmigen Bewegungen – wie ein Kamm – abwärts zum Gesäss.

Verlängere den Fluss dieser Bewegung, indem Du vom Scheitel bis zu den Fersen die ganze Hinterseite auskämmst.

Allmählich entfernen sich Deine Hände vom Rücken, die Berührung klingt aus, wenn Du schliesslich – ohne direkte Berührung – das Energiefeld des Kindes kämmst.

Die Rückenmassage wirkt sehr entspannend und harmonisierend auf den gesamten Organismus. Sie stellt für die (Kern-)Gesundheit des Kindes einen so hohen Wert dar, dass sie ihm zusteht, regelmässig (we-

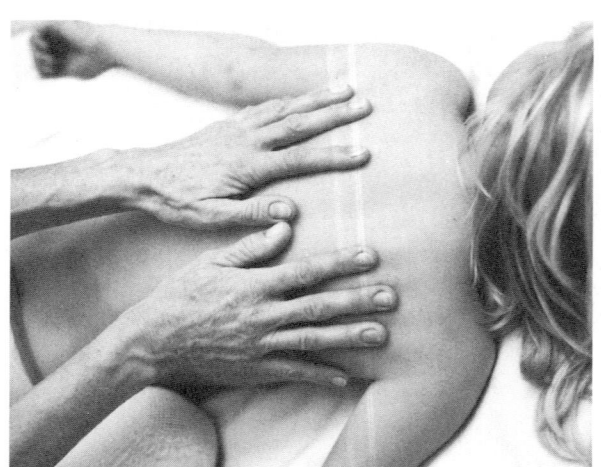
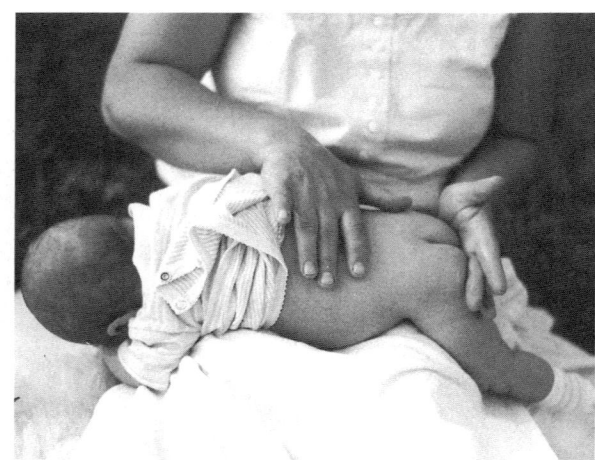

nigstens das Kämmen) von Geburt an bis über die Schulzeit hinaus.

Das Früh- und Neugeborene bettest Du Dir am besten quer über Deine Oberschenkel. Achte bei dieser Position auf Deinen entspannten Rücken! Ein Kind, das die Bauchlage nicht mag, kannst Du auf Deinen Arm nehmen, so dass es über Deine Schulter hinausschaut, mit der freien Hand machst Du die Rückenmassage (auch Seitenlage ist möglich). Die Rückenmassage vermittelt dem Kind wohltuende, angenehme Sinneserfahrungen, die massgebend sind für den Auf- und Ausbau eines gesunden, lebensfähigen Körpers, in dem es sich ein Leben lang wohl fühlen soll.

Schöne Sinneswahrnehmungen sind die Quelle der Lebenslust, der Lebensfreude, der Liebe zum Leben.

Das Gesicht

Das Kind liegt wieder auf dem Rücken vor Dir. Lege Deine Hände sachte so auf sein Gesicht, dass sich Deine Zeigefinger in der

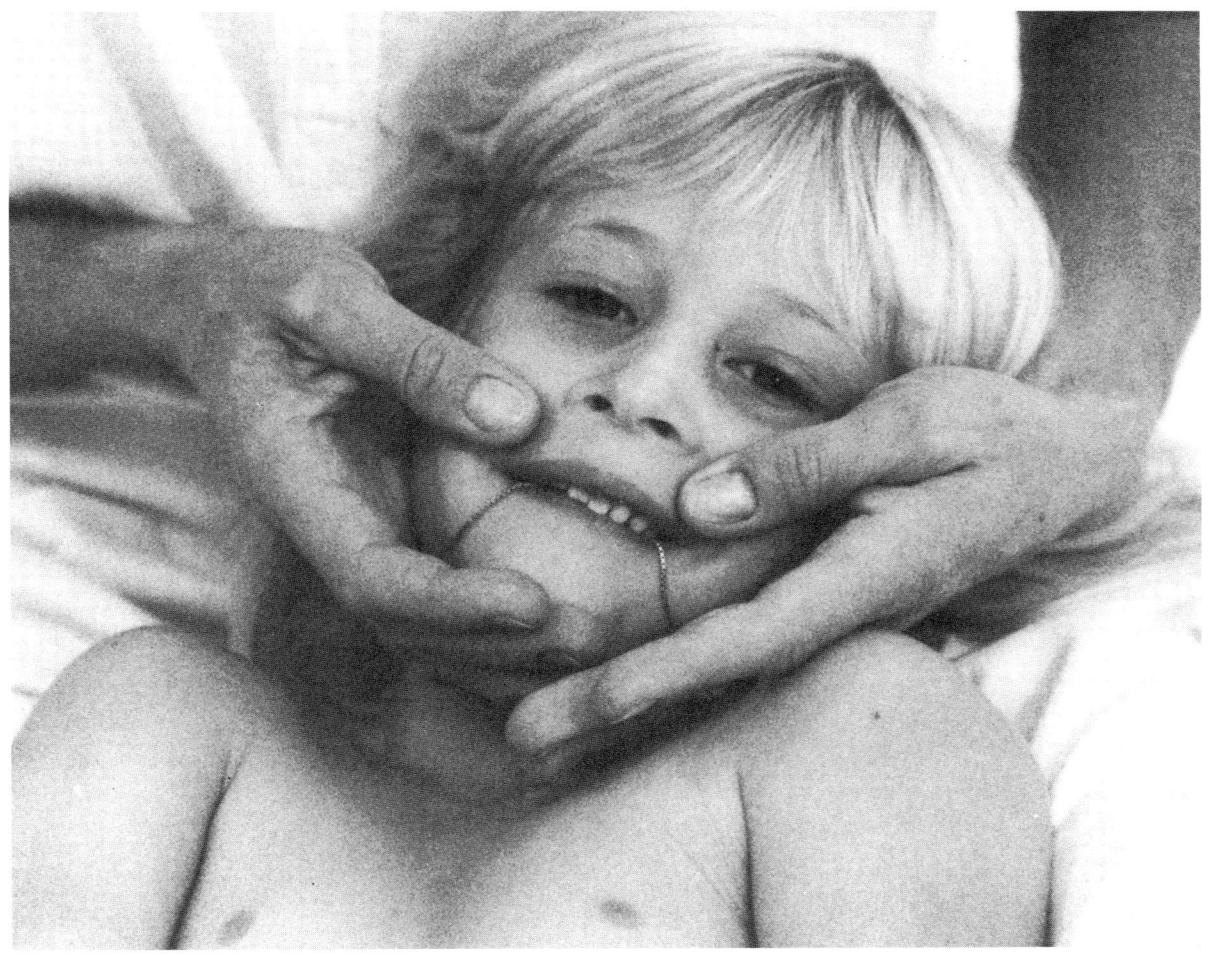

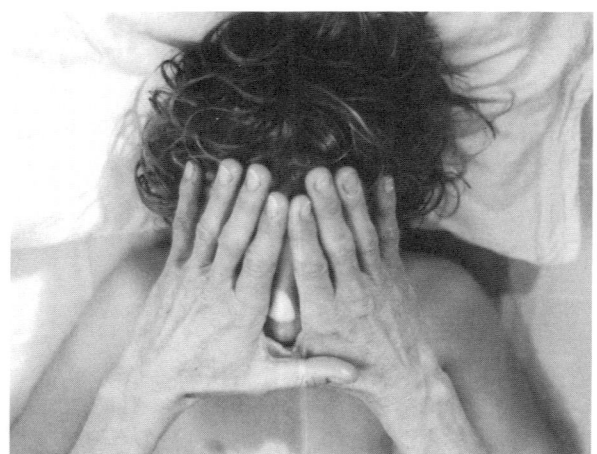

Stirnmitte berühren, Deine Daumen quergestellt, um ein «Nasenfenster» zu bilden. Streiche sanft über Stirn und Wangen seitlich aus. Lege beide Daumen auf die Nasenwurzel, fahre der Nase entlang zum Augenwinkel, verweile hier kurz (ohne Druck), gleite weiter der Nase entlang abwärts, seitlich über die Wangen zu den Mundwinkeln, die Du – wie zu einem Lächeln – verziehst.

Lege wieder beide Daumen auf die Nasenwurzel und führe sie über die Augenbrauen zu den Schläfen und lasse sie hier kreisen.

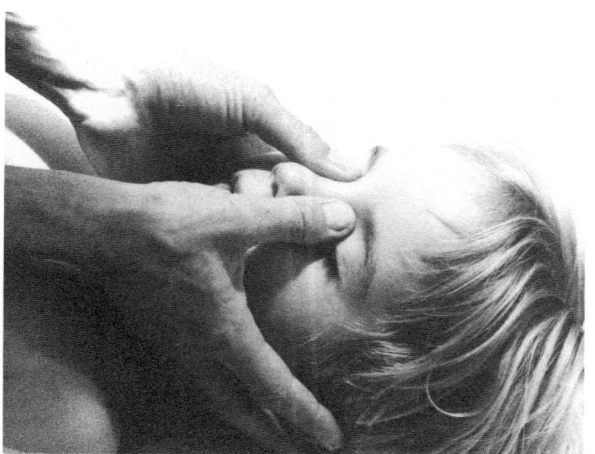

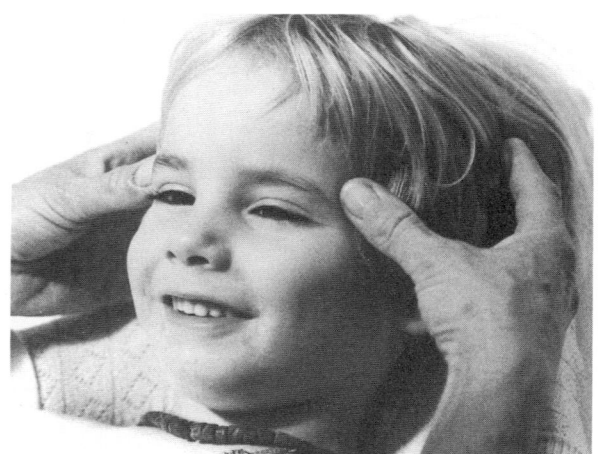

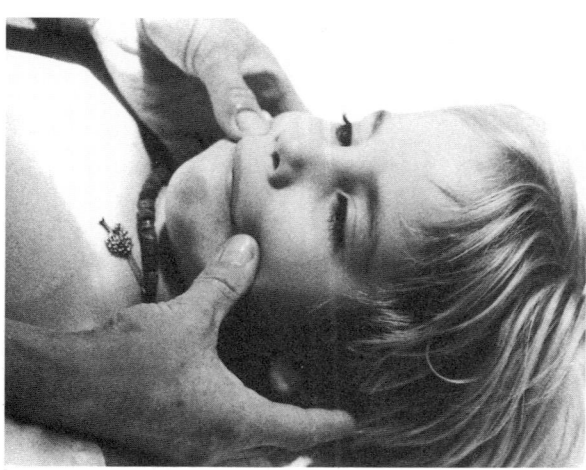

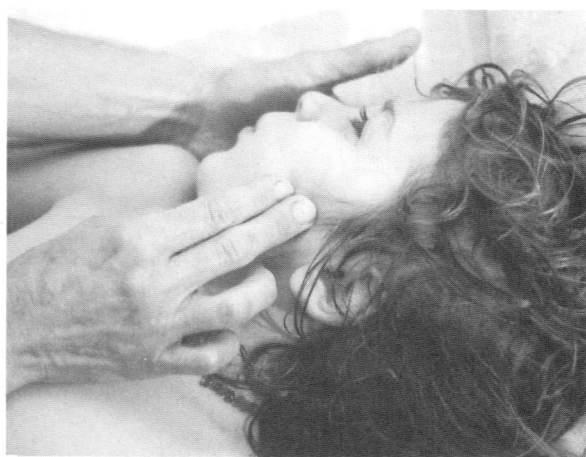

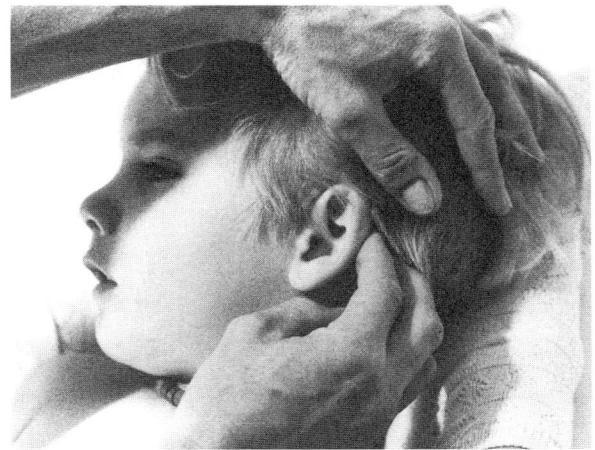

Viele Kinder mögen die Gesichtsmassage nicht von Anfang an. Streichle häufig sein Gesicht. Nach und nach wird es sich an Deine Hände gewöhnen und die Massage schätzen lernen. Lasst Euch Zeit, viel Zeit, erzwinge nichts.

Beende jetzt die Massage mit den folgenden zwei Übungen, beide ohne direkte Körperberührung.

Kehre zum Ausgangspunkt zurück und zeichne sorgfältig eine Linie oberhalb der anderen, immer von der Stirnmitte zu den Schläfen.

Spiralförmig gehst Du hinter der *Ohrmuschel* abwärts, unter dem Ohrläppchen hindurch, hin zum Kiefergelenk. Hier liegen meist Verspannungen vor, verweile also sanft kreisend.

Ertaste nun mit Deinen Fingerkuppen den Kieferknochen vor den Ohrläppchen und fahre ihm entlang hin zum Kinn.

Abschluss der Massage

Päckchen verschnüren   Stell Dir vor, Dein Kind läge auf einer Schnur, die beidseits des Körpers auf Nabelhöhe zum Vorschein kommt. Fasse (pantomimisch) die beiden Schnurenden, ziehe sie hoch, verknüpfe sie über seiner Leibmitte und spanne sie in senkrechter Richtung über den Körper des Kindes. Ahme die Gesten des Päckchen-Verschnürens mit Deinen Händen nach, ohne dabei den Körper zu berühren. Diese Übung verbindet das Kind mit den irdischen und den kosmischen Energien, es fühlt sich ganz.

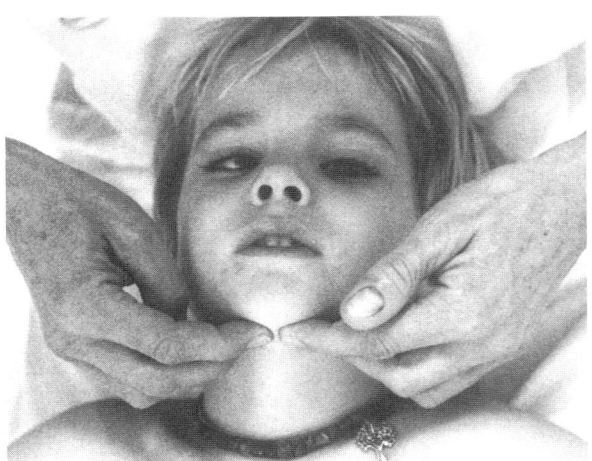

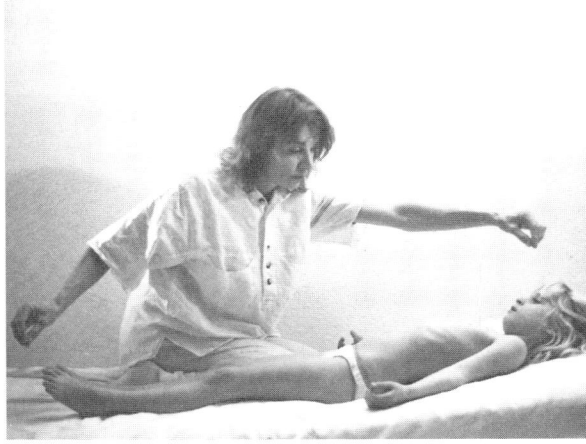

Aura beruhigen Deine Hände glätten, ordnen das Energiefeld des Kindes, indem sie ohne körperliche Berührung – mit leicht geöffneten Fingern vom Scheitel bis über die Zehen «schweben». Deine Hände nehmen das Energiefeld, die Aura wahr, wenn sie Wärme, ein leichtes Prickeln usw. fühlen.

Die Massage ist jetzt abgeschlossen. Wie fühlt sich Dein Kind? Ist es schläfrig, hungrig, voller Tatendrang oder seinem gleichmässigen inneren Fliessen hingegeben? Scheint es

fröhlich auf weitere Wohltaten zu warten? Gib ihm, wonach es verlangt!

Wichtig ist, dass Euer Beisammensein nicht abrupt abgebrochen wird. Lasst es – wie ein schönes Lied – nachklingen, im Herzen, in den Sinnen!

Das Bad

Falls Ihr beide Lust dazu habt – und Zeit –, kannst Du Deinem Kind nach der Massage ein Bad geben. Es soll nicht der Reinigung,

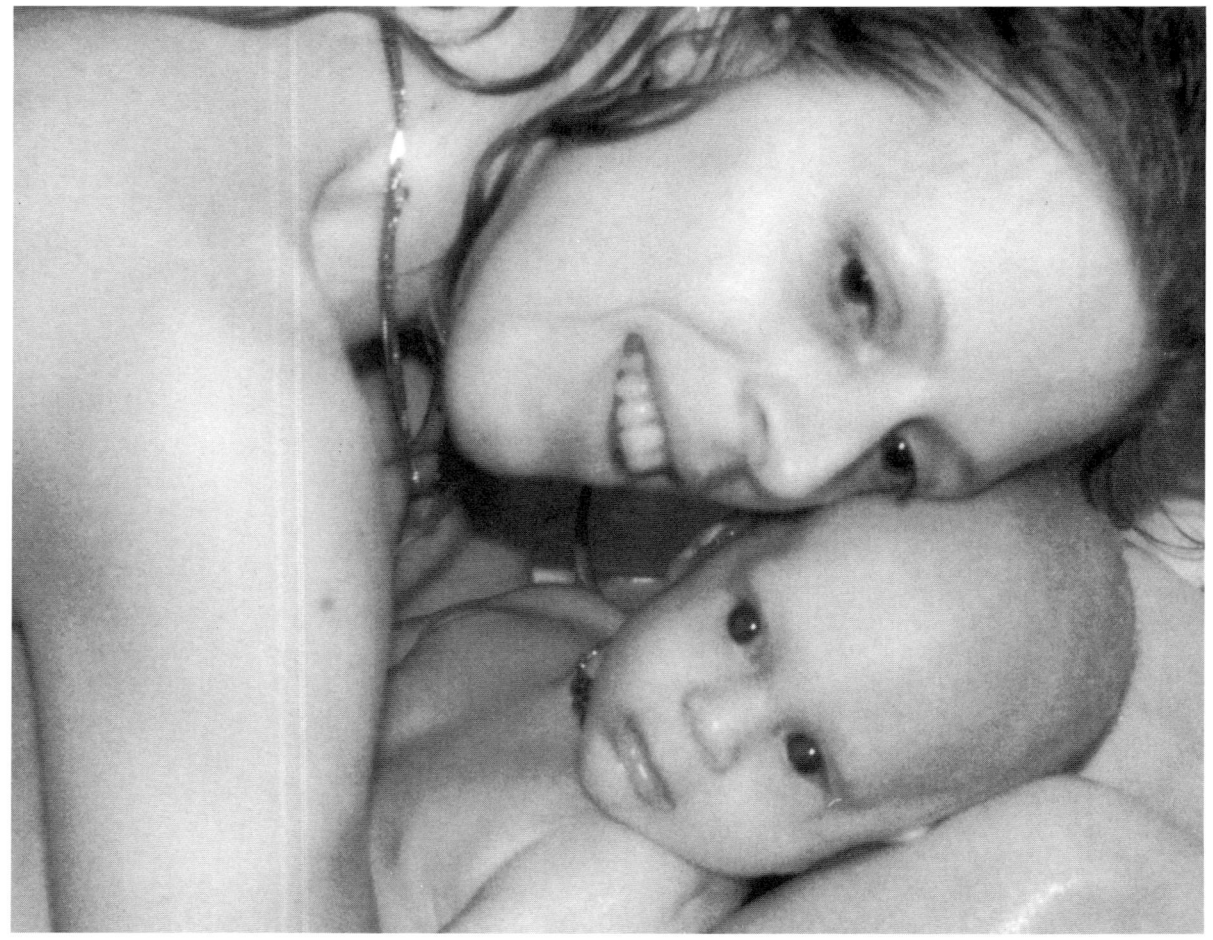

sondern dem Vergnügen und der Entspannung dienen. Vielleicht mögt Ihr ein Bad zu
zweit, zu dritt?

Biete dem Kind sein Bad auf die Art und
Weise an, die ihm/Euch am meisten Spass
macht. Verwende keine chemischen Bade-
zusätze – sie belasten unnötig Haut und
Umwelt. «Schmücke» das Badeerlebnis lieber mit dem feinen Duft von wenigen
Tröpfchen eines natürlichen ätherischen Öls
oder mit einem aromatischen Kräutertee.

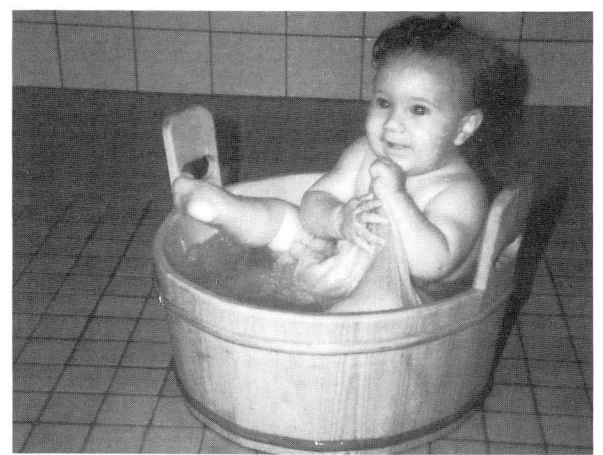

Beispiele sinnvoller Badezusätze

Weizenkleie	wirkt einhüllend, bei Hauterkrankungen, allg. empfindlicher Haut, anstelle von Seife.
Baldrianbad	beruhigend, schlaffördernd.
Melissenbad	beruhigend, entspannend, bei allg. Unruhe und Einschlafstörungen.
Kalmusbad	tonisierend bei allg. Erschöpfungszuständen, Blutarmut, Appetitlosigkeit, Stoffwechselkrankheiten, Diabetes usw. (geeignet als Vormittagsbad!)
Rosmarinbad	tonisierend auf Kreislauf und Nervensystem, geeignet bei Quetschungen und Verstauchungen.
Thymianbad	krampfstillend, bei Husten, Bronchialbeschwerden und Keuchhusten.
Kamillenbad	heilungsfördernd bei Wunden, Ekzemen usw., juckreizstillend, krampfstillend.
Lavendelbad	anregend, tonisierend auf das Nervensystem.
Kieselsäurebad	(=Schachtelhalm) Stoffwechsel der Haut, bei Ekzemen und Allergien.
Nährbad	bei Unterernährung, nach Durchfällen usw. ½ Liter frische Milch, Saft von ½ Zitrone, 1 frisches Eigelb, 1 Essl. Honig. Dauer: ca. 10 Minuten.

Aromatische Kräuterbäder werden durch die Hautschichten und die Riechnerven
aufgenommen, sie entfalten ihre Heilwirkung also nicht nur lokal. Von vielen Kräutern
stehen uns naturreine Vollextrakte zur Verfügung.

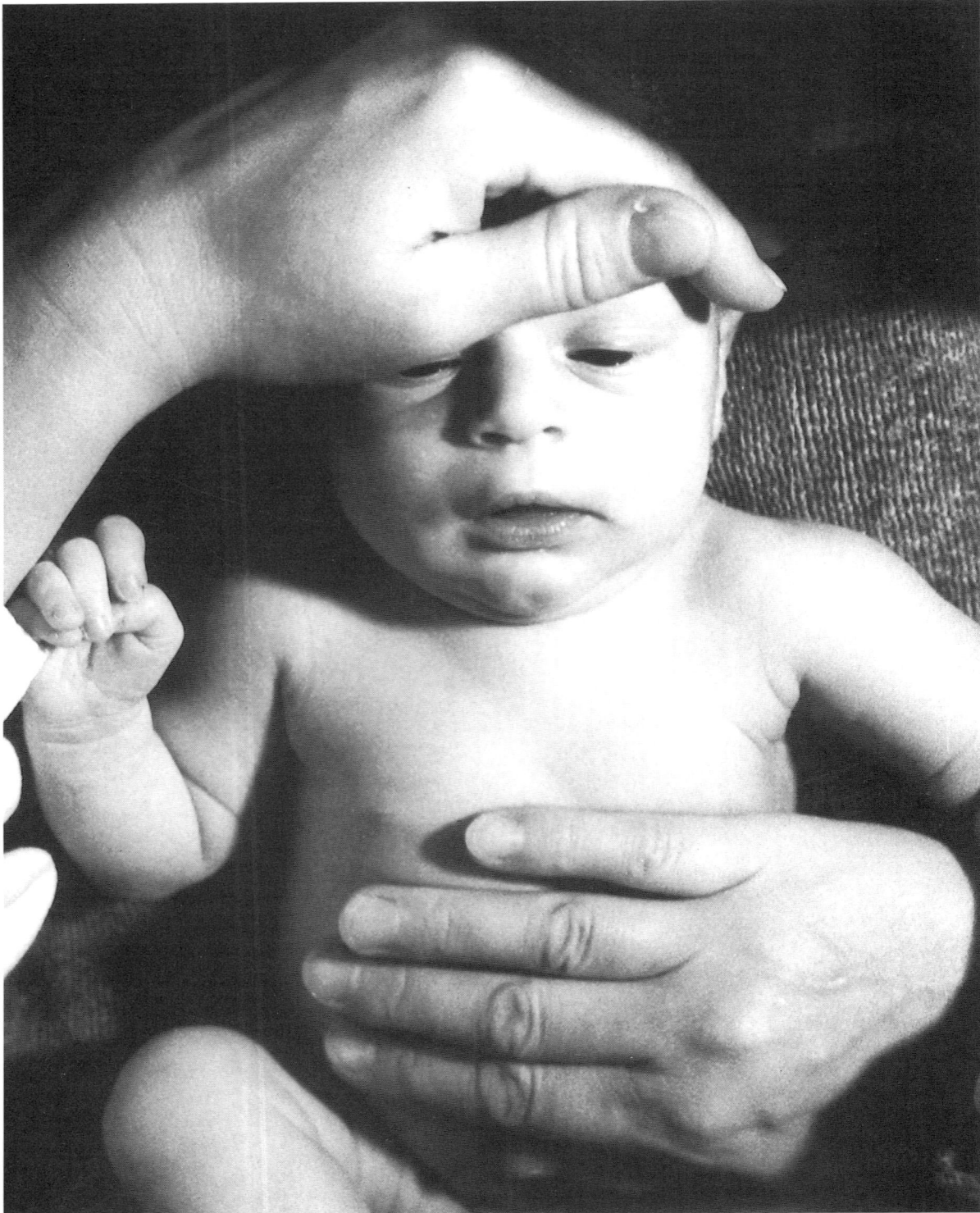

Massage
für jedes Kindesalter

Massage beim Frühgeborenen

Der zu frühe, turbulente Start ins Leben ist für das Kind und die Eltern mit viel Stress, Schmerz und Angst verbunden. Statt in der Schwerelosigkeit zu schweben, liegt der Winzling – an mikroelektronische Apparate gehängt – mit Sonden und Infusionen im Brutkasten. Die Betreuung des Frühgeborenen ist sehr aufwendig und bietet trotz der Technik, den Medikamenten und der einfühlsamen Betreuung des Schwester- und Ärzteteams keinen Ersatz für die Geborgenheit im Mutterleib. Die idealen vorgeburtlichen Bedingungen sind verloren.

Sicher ist, dass das Frühgeborene nebst all den lebenserhaltenden Massnahmen der Intensivstation viel menschliche, liebevolle Zuneigung braucht, damit ihm seine Lage erträglich wird. Das scheinbar teilnahmslose, kleine Wesen besitzt ein höchst empfindungsfähiges Organ – die Haut. Berühren, Streicheln, Im-Arm-Halten, Massieren, aber auch leises Singen, tröstendes, ermunterndes Zusprechen sind lebenswichtige Energiezufuhren. Die mitfühlende, mitteilende Hand auf seinem Körperchen ist eine «Energie»-Infusion, eine «Nabelschnur», durch die Lebenskraft strömt.

Dank diesem Zufluss über die Sinnesorgane wird es in der Lage sein, seine Organe zu entwickeln, ausreifen zu lassen und die verschiedenen Körperfunktionen aufzunehmen (Gehirntätigkeit, Herz, Atmung, Verdauung usw.). Berührt werden ist eine seiner allervertrautesten Wahrnehmungen. Regelmässig gestreichelte Frühgeborene fühlen sich eher heimisch, fassen eher Vertrauen in die Lebensumstände als ihre ebenso technisch-hochrangig, aber ohne nennenswerte menschliche Zuneigung gepflegten «Leidensgenossen». Ein Frühgeborenes braucht täglich viele Streicheleinheiten und eine warme Stimme, die zu ihm spricht.

Massiere es nur kurz, ein paar Minuten, dafür häufig. Die Massagebewegungen sind äusserst sanft, fast nur hingehaucht. Du kannst davon ausgehen, dass das winzige Körperchen in seiner schmerzlichen Lage sehr verspannt ist. Die angenehmen, heilsamen Berührungen lösen die Verkrampfung, lindern den Schmerz.

Massiere es während seines Spitalaufenthalts. Die meisten Kliniken befürworten eine frühe, intensive Kontaktaufnahme der Eltern zu ihrem «Nestflüchter». Frühgeborenen-Stationen sind keine Isolierstationen mehr.

Massiere es auch, so regelmässig es geht, wenn es zu Hause ist. Allmählich kannst Du die Massagedauer verlängern, die Intensität steigern. Dein Kind, Du selbst, die ganze Familie haben durch die zu frühe Geburt aussergewöhnliche Erfahrungen gemacht, haben extreme Belastungen ertragen. Ihr braucht Erholung, Entlastung, Schonung und viel Zeit und Ruhe, um Euch neu zu finden. Lass Dir in den ersten Wochen die Hausarbeiten abnehmen.

Kümmere Dich um Dein Kind / Deine Kinder (wenn schon grössere Kinder da sind, werden sie vermutlich verschiedene Nachholbedürfnisse ankündigen). Nehmt Euch Zeit für Eure Partnerschaft, am besten mit einem Arbeitsurlaub. Schenke Dir selbst viel Zuwendung und Geduld. Die durchgestandenen Qualen sind schwerverdauliche Brocken. Du hast ein unbestrittenes Recht darauf, liebevoll umsorgt zu werden!

Massage beim Neugeborenen und beim Baby

Die Massage beim Neugeborenen dauert nur etwa 10 Minuten und konzentriert sich im wesentlichen auf den Rücken.

Achte darauf, dass Deine Bewegungen nicht stockend, sondern weich-fliessend und gleichmässig sind.
Bis der Nabel vollständig verheilt ist, wird die Bauchmassage weggelassen.

Lege aber Deine rechte Hand wie eine Schale auf den Bauch, Deine linke Hand auf das Köpfchen. Bleibe für ein paar ruhige Atemzüge still in dieser Position.

So stärkst und beruhigst Du Dein Kind gleichzeitig. Vielleicht schläft es ein.

Die Massage des neugeborenen Babys soll nicht weniger und nicht mehr sein als eine Liebeserklärung. Unterjoche nicht Deine inneren Impulse einem äusseren Schema. Lass Deinen Händen freien Lauf.

Sie wollen tasten, entdecken, willkommen heissen, kennenlernen, staunen, liebkosen, glücklich sein – glücklich machen!

Streichle Deinen Schatz mit Händen und Lippen, mit Deiner Stimme, mit Deiner ganzen Hingabe. Werdet miteinander innig vertraut.

Nicht alle Mütter haben das Glück, ihr Kind von Anfang an zu lieben. Aus vielen möglichen Gründen ist die Beziehung gebrochen oder noch nicht zustande gekommen.

Versuche Dein Kind zu streicheln, selbst wenn es Dich Überwindung kostet.

Ertaste das Hindernis, das Euch den Weg Eurer Liebe versperrt. Versuche Dir den Grund der Ablehnung bewusst zu machen, damit Du Dir die notwendige, richtige Hilfe beschaffen kannst. Teile Dich mit, teile Deine/Eure Not mit anderen, Du brauchst nicht alle Lasten allein zu tragen.

Da Dein Kind jederzeit Deine wahre Stimmungslage erkennt, ist es sinnlos, ihm

Stell Dir vor, Deine Hände seien Pinsel.
Du malst Deine Liebe dem Kind auf den Rücken.
Stell Dir vor, Deine Hände seien Blumen.
Sie wiegen und tanzen im Wind.
Stell Dir vor, Deine Hände spielen eine Melodie.
Ein Liebeslied.

etwas vorzutäuschen, Du würdest es nur einer zusätzlichen Verwirrung preisgeben.

Sage ihm, dass Du von seiner Ankunft überrumpelt bist, dass die neue Verantwortung Dir Angst macht, dass Du den Gedanken, Tag und Nacht verfügbar zu sein, noch nicht erträgst. Sage ihm, dass Du Lösungen suchen und finden wirst.

Streichle und massiere Dein Kind, sooft es geht, hier hilft buchstäblich das Fingerspitzengefühl, eine tragfähige Beziehung zu erschaffen.

Kleinen Kindern bedeutet die Übung «Aura beruhigen» (Seite 50) eine hilfreiche Wohltat. Mache sie auch ausserhalb der Massage, wenn Du es schlafen legst, wenn es unruhig schläft, sich unbehaglich zu fühlen scheint. Das Kind braucht dazu nicht nackt zu sein, allerdings bremsen synthetische Kleider die Wirkung sehr stark.[1]

Die Übung wirkt einhüllend, das Kind fühlt sich eingebettet in äusserer und innerer Geborgenheit.

Allmählich dehnst Du die Massage aus, beziehst andere Körperregionen mit ein, bis Du ihm die ganze Massage geben kannst. Halte Dich an die Anleitungen, die Dir durch die Reaktion des Kindes übermittelt werden. Das Massage-Schema soll flexibel, die Massage stets intuitiv sein.

Merke aber, dass du immer von oben nach unten massierst, vom Kopf zu den Füssen hin. Das Kind wächst ja auch von oben nach unten, das heisst, sein Ich steigt von oben in seinen Körper ein. Dies wird Dir verständlich werden, wenn Du Dir die Entwicklung des Kindes im ersten Lebensjahr vor Augen hältst:

1. Monat: Koordination der Augenbewegungen
2. Monat: Heben des Kopfes aus der Bauchlage
3. Monat: Bewegen des Kopfes nach Geräuschen hin
4. Monat: Hochstemmen des Oberkörpers aus der Bauchlage
5. Monat: Gezieltes Greifen nach Gegenständen
6. Monat: Drehen von Rückenlage zur Seite usw.
7. Monat: Sitzen
8. Monat: Knien
9. Monat: Kriechen
10. Monat: Aufrichten an Möbeln
11. Monat: Freies Stehen
12. Monat: Bereit für die ersten Schritte

(Jede Entwicklung verläuft von Anfang an individuell. Deutliche Abweichungen von diesem Plan sind wahrscheinlich.)

Weil wir nicht gewohnt sind, uns längere Zeit auf ein einziges Geschehen zu konzentrieren, kannst Du für eine Selbstkontrolle eine Art Stoppzeichen zwischen die Übungen setzen, das heisst, Du hältst hie und da zwischen zwei Übungen inne, stattest Deinem Inneren einen kurzen Besuch ab: Wie atme ich, wie fühle ich mich, wie, wo sind meine Gedanken?

Ist Dein Geist bereits von diversen andern Sachen in Anspruch genommen?

---

[1] Kleider aus synthetischen Fasern sind aus vielen Gründen äusserst ungünstig. Sie hemmen z. B. nachweislich die Lebenskraft.

Hole ihn mit ein paar tiefen Atemzügen zurück zur einzigen Angelegenheit des Augenblicks. Jeder abgezweigte Gedanke mindert die Qualität der Massage.

Haben sich körperliche oder seelische Verspannungen, Ängste, Sorgen usw. eingeschlichen? Probiere Dich davon zu befreien. Das Kind registriert Dich mit vollkommener Sensibilität, es bildet und prägt sich nach Deinem Vorbild. Du beeindruckst es. Es kann schon mal nötig sein, dass Du die Massage abbrechen musst, wenn Kummer und Sorgen überhandnehmen.

Die Hauptbeschäftigung des kleinen Kindes ist das Bilden und Formen des Körpers – seines Königspalastes.

Gesunde Ernährung, frische Luft, guter Schlaf usw. liefern die Baumaterialien; die eigentliche Regie, die Baupläne zeichnen aber seine Sinneswahrnehmungen, seine Nachahmungskunst, sein Anpassungsvermögen.

Beobachte die Art Deiner Gedanken, mit denen Du Dein Kind umgibst, die Art der Sinneseindrücke, durch die es seine Umwelt in sich aufnimmt, die Art Deines Vorbilds, das es präzise nachahmen wird.

Zahnen

Als Höchstleistung des erstaunlichen Wachsens und Werdens im ersten Lebensjahr kann das Hervorstossen der Zähne – der härtesten Substanz des Körpers – bezeichnet werden.

Die Zeit des Zahnens kann eine recht dramatische Epoche darstellen. Der ganze kindliche Organismus ist an dieser schweren Arbeit beteiligt. Das allgemeine Befinden des Kindes ist in dieser Zeit delikat. Es neigt zu Durchfall, Ess- und Schlafstörungen, Fieber, Erkältungen, Augenentzündung (wenn die Eckzähne stossen).

Mit jedem neuen Zahn äussert und erprobt es seinen Willen, den es für seine Zahnungsarbeit ja entwickeln muss. Etwas später, wenn schon mehrere Zähne im Mund blitzen, kommt es in die Trotzphase, wo es Konflikte heraufbeschwört, um seinen Willen zu entfalten und zu demonstrieren.

Das Kind im Trotzalter wirft sich schreiend und stampfend zu Boden, und beim Zahnen geschieht – nicht nach aussen, sondern innerhalb seines Organismus – ähnliches. Auch hier kann der noch unreife Wille tobend werden. Die noch kaum erlangte Harmonie des Zusammenspiels der Organe gerät durcheinander, seine Energie zirkuliert ziemlich chaotisch. Daraus resultieren die verschiedenen Gesundheitsstörungen.

Mit der Massage kannst Du Deinem Kind helfen, die Ordnung wiederherzustellen. Massiere öfters auch sein Zahnfleisch mit einer Fingerkuppe (Achtung, es kann zubeissen!). Gib ihm geeignete Gegenstände zum Draufbeissen, z. B. eine Brotrinde, einen Süssholzstengel. Die altbewährten, echten Bernsteinketten unterstützen den Zahnungsprozess sehr günstig. (Achte auf die Länge der Kette. Sie darf nur gerade so lang sein, dass es draufbeissen kann, sonst besteht eine Strangulationsgefahr!) Bernstein ist überhaupt hilfreich für die Entwicklung des Kindes, auch bei Allergien (ausser von Lebensmitteln) wirkt er heilend.

Kurzmassage zum Ausgleich der Energien

Wenn das Kind in der Zeit des Zahnens sehr unruhig und offensichtlich leidend ist, kannst Du ihm mit folgender ausgleichender

Massage Hilfe leisten. Verwende dazu womöglich eine Energetik-Creme, die auch zur Behandlung von Narben-Störfeldern verwendet wird.[2]

Bein-Innenseite: von der Fusssohle bis zur Kniekehle (von unten nach oben).
Bein-Aussenseite: vom Knie bis zu den Zehen (von oben nach unten).
Arm-Innenseite: von der Ellenbeuge zu den Fingerspitzen.
Arm-Aussenseite: von den Fingerspitzen zum Ellbogen.
Seitlich vom Hals aufwärts über die Wangen, die Ohrmuschel zu den Schläfen und bis Stirnmitte.
Die andere Seite gegengleich eincremen.

Diese Ausgleichsmassage dauert nur wenige Minuten und zeigt, wenn die kindliche Unruhe tatsächlich vom Zahnen herrührt, sofortige Wirkung.

Massage beim Krabbelkind und beim Kleinkind

Zur Massage des Krabbelkindes benötigst Du zusätzlich eine Unmenge *Phantasie!*

Dein Kind lebt jetzt in einer Art Freiheitsrausch: Es kann sich selbständig fortbewegen. Tausend Türen haben sich geöffnet: Es kann überall allein hingehen.

Jetzt findet Eroberung um Eroberung statt. Jetzt gilt es, die Welt zu gewinnen. Es wartet nicht mehr, dass die Welt zu ihm komme, es geht selbst in sie hinein. Es ist beschäftigt und angeregt von vielen neuen Erfahrungen.

Jetzt hat es keine Zeit mehr stillzuliegen!

Dieses Alter bietet Dir und dem Kind unheimlich viel Spass, Staunen und – Verdruss. Deine Wachsamkeit und Dein Einfühlungsvermögen sind auf Trab gehalten, Deine Geduld auf die Probe gestellt. Auch das Kind erlebt auf seinen Vormärschen in die Freiheit nicht nur eitel Freude. Die Mutter zeigt sich nicht über jedes seiner Experimente begeistert, seine verschiedenen Entdeckungen lösen die unterschiedlichsten Reaktionen in ihr aus.

Versuche immer wieder in die lustvolle Kleinkind-Welt einzutauchen. Lass Dich vom Kind zu Deinen Wurzeln hinführen! Eine reiche Gefühlswelt – ein Dornröschenschloss – wartet in Dir, aus dem Dämmerzustand zum Leben erweckt zu werden. Du kannst daraus viel Verständnis für Deinen Wildfang schöpfen, auch Deine Sinnlichkeit und Deine Lebendigkeit können dabei nur gewinnen!

Ausgelassen-fröhliche Spiele am Boden sind jetzt an der Tagesordnung. In diesen Spielereien hat auch die Massage ihren guten Platz.

Kleide das Kind aus, lass es seine Nacktheit geniessen. Spiele mit ihm, wozu es gerade Lust hat. Respektiere seine Bewegungslust, freue Dich daran.

Zwischendurch wird es gerne mal stilliegen, und Du kannst einen Teil der Massage

---

[2] Du hast vermutlich durch die Geburt eine Dammschnitt- oder sogar eine Kaiserschnittnarbe. Behandle sie – wie überhaupt jede Narbe – grossflächig mit einer Energetik-Creme während etwa 4 Wochen. Die Narben werden dadurch weich, und der gestörte Energiefluss durch das Narbengebiet wird überbrückt und ausgeglichen. Es lohnt sich, Narben zu pflegen. Viele spätere gesundheitliche Störungen können dadurch vermieden werden.

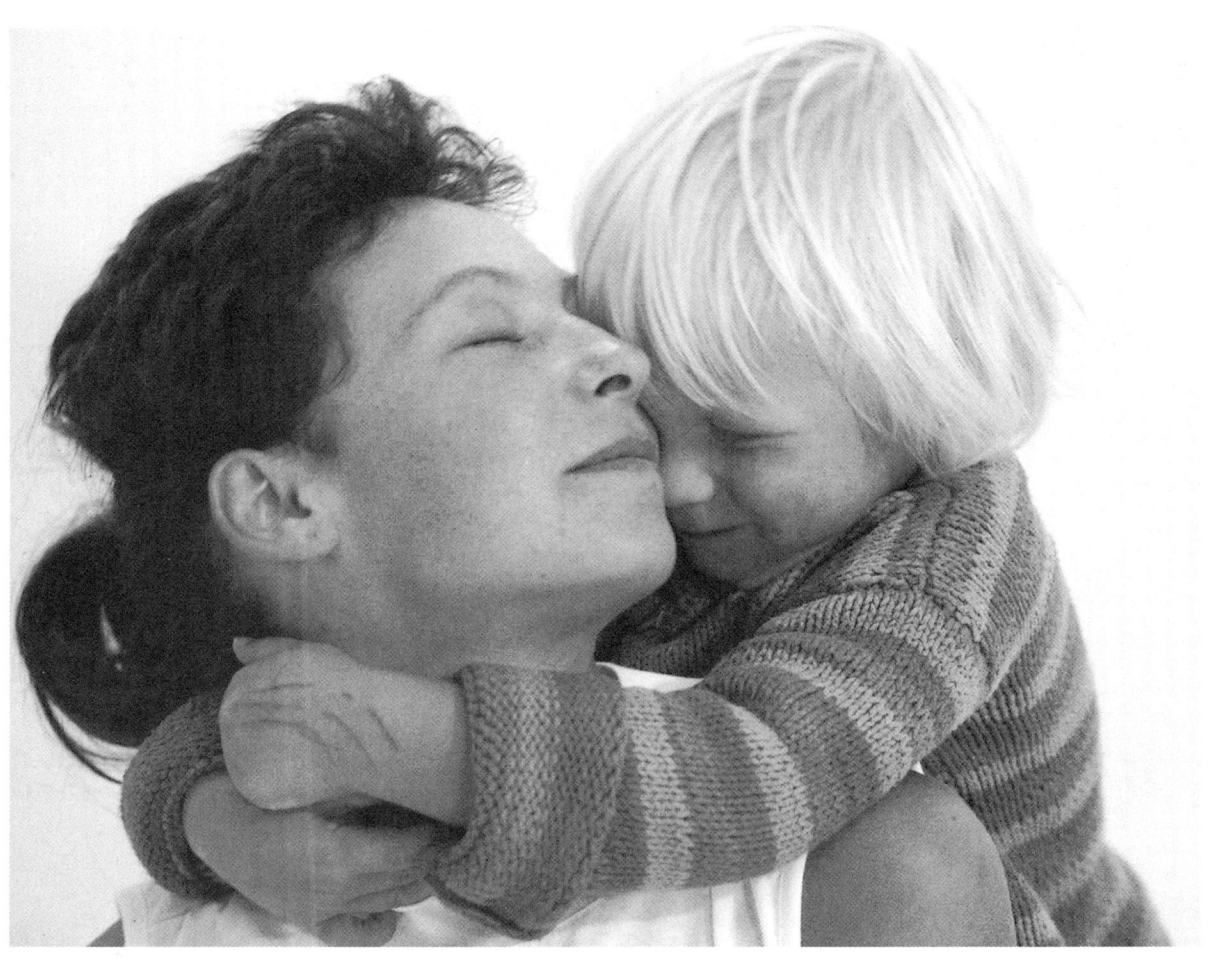

«Das Kind als soziales Wesen zu
erkennen, heisst selber sozial
zu werden, heisst die ewige
Kindheit in sich zu erwecken,
sich zu wandeln, um den Krug
des Vertrauens, den jedes Kind
neu auffüllt, in Händen vor sich
herzutragen.» *Karl König*

machen, bis es wieder voll Tatendrang davonkrabbelt oder -rennt. Hindere es nicht daran. Alles Leben ist Spiel!

Die Massage in diesem Alter ist wahre Spielkunst!

Das Kind bekommt, was es braucht: Bewegung und Körperkontakt, aber niemals einen stur erzwungenen Massage-Ablauf.

Es ist sinnvoll und lustig, die Massage in diesem Alter mit Versen und Sprüchlein auszuschmücken. Den Wert dieser Reime stellen nicht in erster Linie die Worte dar, sondern der Rhythmus der Sprache. Dem Kind entspricht dieses Rhythmische, es kann dabei seinen Sprachsinn entwickeln. Es wird davon so fasziniert sein, dass es dasselbe Verslein immer wiederholt haben will, dabei völlig stilliegt und die Massage geniesst.

Ein Beispiel, das Du auf seinem Körper in Szene setzen kannst. Du wirst viele weitere ausfindig machen und selber ausdenken.

Boppe boppe Hämmerli
d Schtäge uf is Chämmerli
d Schtäge uf is Tuubehuus
flüged alli Tüübeli us

(Die Finger wandern von den Füssen her den ganzen Körper hoch, fliegen als Tauben durch die Luft und landen sachte wieder auf dem Körper.)

(Weitere Beispiele im Anhang, Seite 86.)

Ausser dem Laufenlernen ist das Kind von einer Flut weiterer Entwicklungsschritte in Anspruch genommen.

Auch kommt vielleicht ein kleines Geschwister zur Welt, das ihm einiges an Zuwendung und Aufmerksamkeit streitig macht. Versuche, wo immer nur möglich, Dein grösseres Kind in die Pflege des Babys mit einzubeziehen. Lass es auch bei der Massage mithelfen. Du wirst staunen, wie zart und behutsam Dein kleiner «Stürmer» das Öl auf der feinen Haut verreibt. Statt unter Eifersucht leiden zu müssen, kann auf diese Weise eine schöne Geschwisterbeziehung aufgebaut werden.

Merke: Im Gemüt des Kleinkindes lebt die «Freude, schöner Götterfunken». Freude entsteht aus der Bejahung des Lebens.

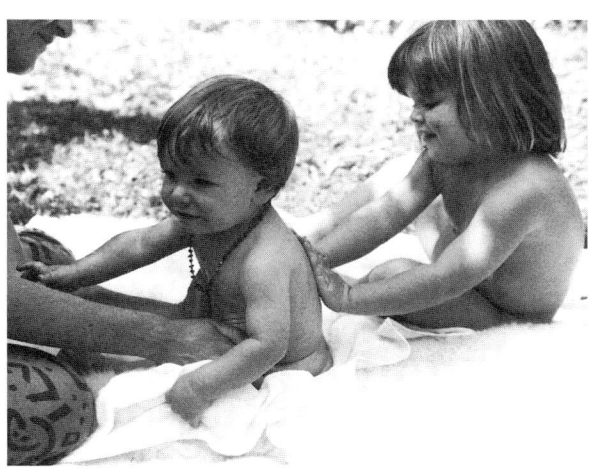

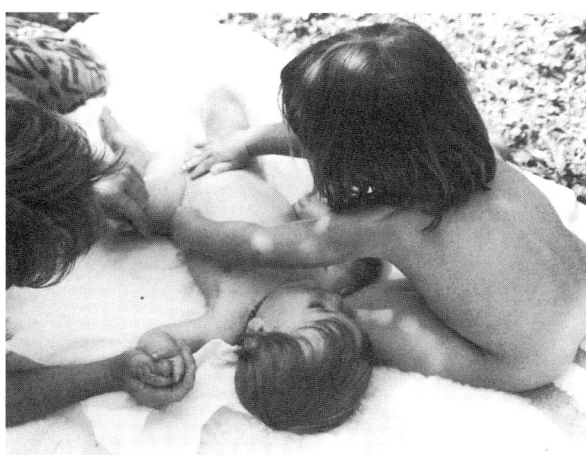

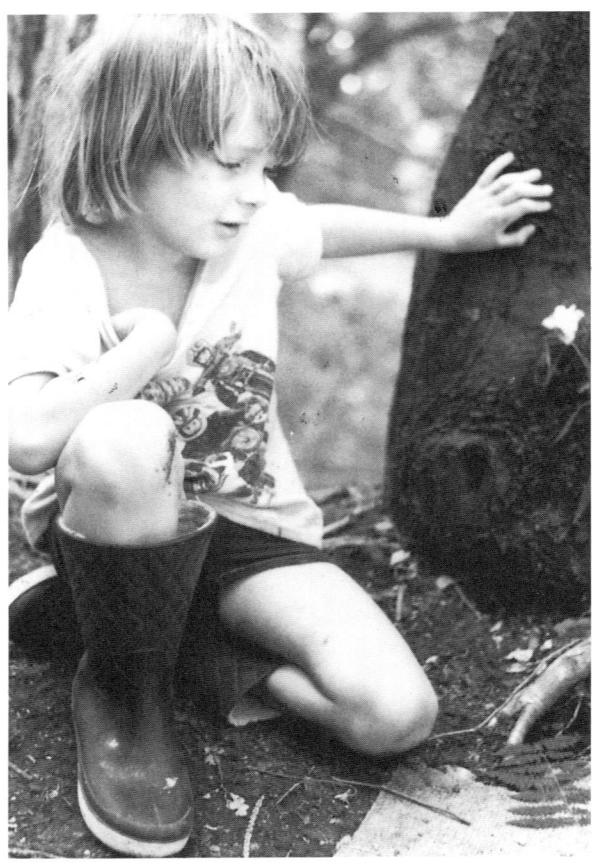

Eure Kinder sind nicht Eure Kinder.
Sie sind die Söhne und Töchter der Sehn-
sucht
des Lebens nach sich selber.
Sie kommen durch Euch, aber nicht von
Euch,
und obwohl sie mit Euch sind, gehören sie
Euch doch nicht.
Ihr dürft ihnen Eure Liebe geben,
aber nicht Eure Gedanken, denn sie haben
ihre eigenen
Gedanken. Ihr dürft ihren Körpern ein Haus
geben, aber nicht ihren Seelen.
Denn ihre Seelen wohnen im Haus von
morgen,
das ihr nicht besuchen könnt, nicht einmal
in Euren Träumen. Ihr dürft Euch bemühen,
wie sie zu sein, aber versucht nicht, sie Euch
ähnlich zu machen.
Denn das Leben verläuft nicht rückwärts,
noch verweilt
es im Gestern.
Ihr seid die Bogen, von denen Eure Kinder
als lebende Pfeile ausgeschickt werden.
Der Schütze sieht das Ziel auf dem Pfad der
Unendlichkeit, und Er spannt Euch
mit Seiner Macht, damit seine Pfeile
schnell und weit fliegen.
Lasst Euren Boten von der Hand des Schützen auf Freude gerichtet sein;
Denn so wie Er den Pfeil liebt, der fliegt,
so liebt Er auch den Bogen,
der fest ist.

Khalil Gibran

Massage beim Schulkind und Jugendlichen

Bumerang-Fragen

1. Sind die Bedingungen, unter denen unsere Kinder aufwachsen so günstig, dass sich ihr Leben frei – ohne entartende Zwänge, ohne Lebensfeindlichkeit – entfalten, es sich seine Reinheit bewahren kann?

2. Ernähren wir unsere Kinder auch im Seelischen mit Vollwertigem, Lebendigem, oder speisen wir sie mit leeren Prinzipien und Pseudo-Erklärungen ab? Anerkennen wir ihren inneren Spürsinn, oder ersticken, verstümmeln wir ihn mit einer Doppelmoral?

3. Haben unsere Kinder unter uns Erwachsenen zu leiden, weil wir ihre Fehler und Unarten zum Anlass nehmen, unsern angestauten Ärger, unsere Konflikte zu entladen?

4. Halten wir auch dann mit uneingeschränktem Glauben an das Gute zu unseren Kindern, wenn sich Beschwerden und Bedenken von Lehrern, Nachbarn usw. häufen?

5. Schneiden wir die Würde und Einzigartigkeit unserer Kinder normgerecht zu, damit wir uns in ihrem flotten, reibungslosen Benehmen bestätigen und uns damit brüsten können?

6. Können alle im Kinde schlummernden Fähigkeiten gesund reifen, wenn das Einverleiben unseres Schulwissens an oberster (oft einziger) Stelle steht?

7. Wieviel Zeit und Musse gönnen wir den Schulkindern, sich aus innerer Führung heraus – ohne Erfolgs- und Leistungsdruck! – selbstgewählten Tätigkeiten zu widmen?

8. Wenn wir feststellen, dass ein Kind lügt, stiehlt, bettnässt, aggressiv ist usw., denken wir uns als Gegenmassnahme eine empfindliche Strafe aus, in der Hoffnung, sie wirke jeder Rückfälligkeit entgegen? Oder können wir im Störverhalten den Hilferuf seiner Seele in Not hören, verstehen, ihr geduldig helfen, selbst wenn sie sich störrisch und unzugänglich zeigt?

9. Sind wir Erwachsene vom lerneifrigen Bemühen der Kinder, alles gut und richtig zu machen, und von ihrer Fähigkeit zu tolerieren, zu verzeihen, Vertrauenskredit zu geben verwöhnt? Sind wir deshalb oft nörgelig, unzufrieden, tadelnd, wo sie zweifellos viel Lob und Anerkennung verdienten? Drängen wir deshalb viele Kinder in eine krankmachende Scheinanpassung?

10. Wieviel Körperkontakt bekommen unsere Schulkinder, wie oft werden sie zärtlich berührt? Wie sind die Hände, die sich ihnen zuwenden?

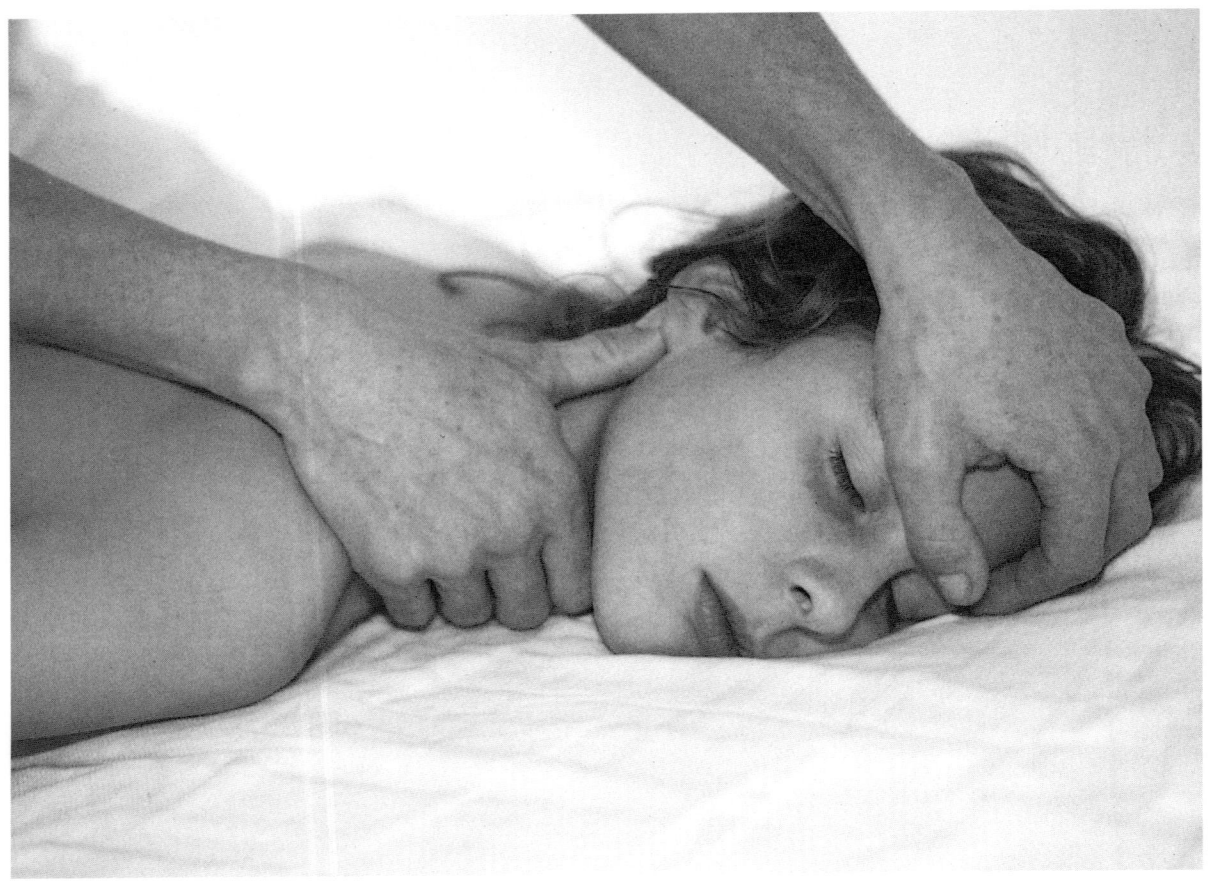

Säuglinge und Kleinkinder erhalten notwendigerweise körperbezogene Zuwendung – sie können sich ja noch nicht selber sauberhalten, anziehen und ernähren. Dabei «erwischen» sie – hoffentlich! – auch viele Schmuse- und Streicheleinheiten.

Doch was geschieht mit dem innigen Kontakt, wenn das Kind in Sachen Körperpflege selbständig geworden ist? Die zärtlich-nahe Beziehung muss nicht zwangsläufig einer ständig wachsenden Distanzierung weichen, die Zuwendung kann reichlich neue Komponenten erfahren!

In feinsten Übergängen wächst das Kind aus dem symbiotischen Verhältnis hinein in ein partnerschaftliches Zusammenleben. Auch auf dieser Stufe bestehen Grundbe-

dürfnisse, die respektvoll befriedigt werden sollen.

Es braucht jetzt dringend Halt, Wärme, Impulse von ehrlichen, vertrauenswürdigen Bezugspersonen, von Menschen, die mutig nach Selbsterkenntnis streben, die auch schmerzliche Lernprozesse nicht scheuen, um daran zu reifen. Menschen, die sich mit ihren inneren Schattenbildern und wunden Punkten auseinandersetzen, durch ihr echtes Erleben überzeugen und eine natürliche Autorität ausstrahlen.

Wer wie ein Denkmal vom Sockel fällt, weil der Sprössling Schwachstellen aufdeckt, für den war's höchste Zeit dazu! Wir brauchen nichts Besonderes zu sein, keine grossartigen Rollen spielen, nichts vortäuschen. Wir dürfen echt so sein, wie wir wirklich sind. Unverstellt, ohne Maske genügen wir dem Kind, sind wir liebenswert!

Das Gejammer über Fehl- und Überbeanspruchung der Schüler, über den Strudel und die Sogwirkung unserer modernen Zivilisation nützen dem Kind nichts, resigniertes Warten auf eine bessere Welt ebensowenig.

Allein unsere lebensbejahende Grundhaltung, unser inneres Verpflichtetsein, Herz und Geist, die wir in unser Tun und Sein einweben, stärken dem Kind Mut und Verantwortungsbewusstsein.

Wie viele Eltern verströmen ein Grauen, ein riesiges Angstpotential vor der Pubertät ihrer Kinder! Wenn wir ohne Schauspielerei, ohne beharrliche Besserwisserei mit und durch die Kinder wachsen, müssen wir uns nicht scheuen, in den Spiegel zu blicken, den sie uns hinhalten werden. Aus der Angst — der lähmenden, stumpfen Kraft — kann frohes Hoffen, Freude an der Fülle des Daseins werden. Bauen wir — statt Fallgruben — lieber Brücken, über die unsere Kinder heil ins Erwachsenenleben gelangen.

Das Massiert-Werden wird von Schulkindern — bis über die Pubertät hinaus — in der Regel hochgeschätzt und häufig verlangt. Sie erleben dabei ihren heranwachsenden Körper als schönen, vielfältigen, unersetzlichen Reichtum. Durch die positive, intensive Erfahrung des eigenen Lebensstroms wächst in ihnen der Respekt und das Mitgefühl für andere Lebewesen.

Die Massage ist das allzeit verfügbare, gute Mittel, das gegenseitige Verständnis zu vertiefen. Das Kind kann seine starken seelischen Eindrücke mit-teilen, es fühlt sich verstanden, auch wenn es für sein mannigfaltiges Erleben keine Worthüllen zur Ver-

fügung hat. Es ist die non-verbale Kommunikation, die einen Austausch ermöglicht, der entlastet und Klarheiten schafft und den seelischen Atem stärkt. In dieser Lebensphase verläuft das Wachstum oft in erstaunlichen Schüben. Die Seele beginnt immer mehr im Körper zu wohnen, um aus dem kosmisch-göttlichen und dem irdisch-menschlichen eine Einheit zu bilden. Diese Vorgänge können wir nur erahnen und bewundern — sie vollziehen sich nach inneren Gesetzmässigkeiten. Äussere und innere Störungen jeder Art können sich dieser grossartigen Lebensentfaltung in den Weg stellen, krankmachende Schädigungen können sich einschleichen und die Lebensgesundheit gefährden.

Besondere Aufmerksamkeit gehört in den Phasen der Wachstumsschübe den Gelenken, den Ansatzstellen von Sehnen und Muskeln (zum Beispiel Knie-, Hand- und Fussgelenke, Gelenke der Wirbelsäule: Tendenz zu rundem Rücken, Hohlkreuz). Wachstumsschmerzen in den Gliedern kommen häufig vor und werden selten ernstgenommen.

Eine ableitende Massage mit Lavendelwasser (Seite 72) hilft erstaunlich rasch, besonders wenn die Schmerzen nachts auftreten.

Gib dem Kind regelmässig eine ganze Massage, sie hilft den Atem-, Blut- und Energiekreislauf regulieren und stärkt den gesamten Organismus. Verweile länger bei den Gelenken, die Du sorgfältig umkreist.

Das Massieren befreit auch verdrängte Emotionen, die die Entfaltung der Organe beeinträchtigen und schwächen.

Schulkinder haben sehr oft Verspannungen im Nacken und im Rücken, verursacht durch eine schlechte Haltung und Sitzweise und durch unterdrückten Bewegungsdrang. Auch alle diejenigen Faktoren, die ihren Atem stockenlassen, Ängste und Gewissensbisse, nicht verkraftete Erlebnisse usw., spielen hier eine Rolle.

Wenn Du bei Deinem Kind in diesen Regionen Verhärtungen, Blockaden spürst, ist es sinnvoll, während der ganzen Massage am Nacken und am Rücken zu arbeiten (zur Rücken- und Halsmassage siehe Seite 44–47). Eventuell musst Du auch etwas Druck anwenden. Du wirst staunen, wie wohltuend sie sich auf das Wohlbefinden des Kindes auswirkt. Auch Kopfweh und Bauchschmerzen, über die Kinder dieser Altersstufe oft klagen, können verschwinden.

Übung   Auf einfache Weise kannst Du die Wirbelsäule mit neuen Energien aufladen. Lege dazu den Mittelfinger Deiner rechten Hand auf den Steissbeinknochen. Die linke Hand legst Du aufs Kreuzbein. Bleibe eine Weile in dieser Position, bis Du den Energiefluss in der linken Handfläche als Wärme und Kribbeln wahrnimmst. Gehe jetzt mit der linken Hand ein Stück höher und lege sie

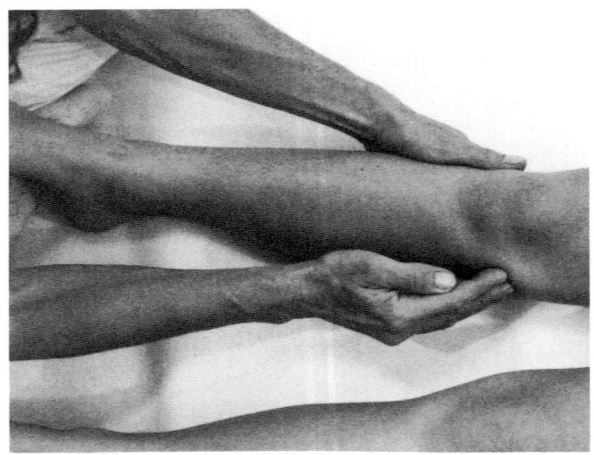

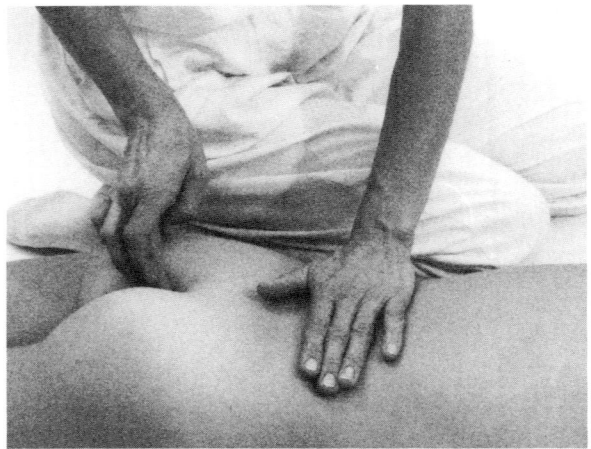

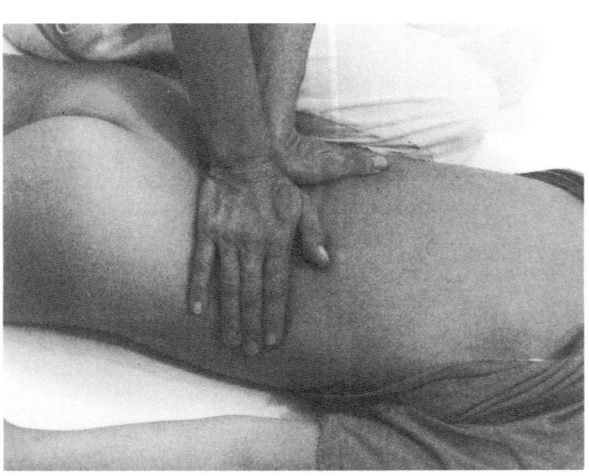

auf die Lendenwirbel, während Dein rechter Mittelfinger weiterhin auf dem Steissbein bleibt. Auf diese Weise fährst Du der Wirbelsäule entlang hoch bis zum Scheitel. Nimm die Arme des Kindes und lege sie locker auf seinen Lendenwirbelbereich. Dadurch treten seine Schulterblätter hervor, und Du kannst ihm seine «Flügelchen putzen». Streiche diesen Linien entlang, verweile mit sanftem Druck da, wo Du Verspannungen spürst und Dir das Kind sagt, dass es wehtue. Drücke nur so, dass es den Schmerz leicht und angenehm empfindet.

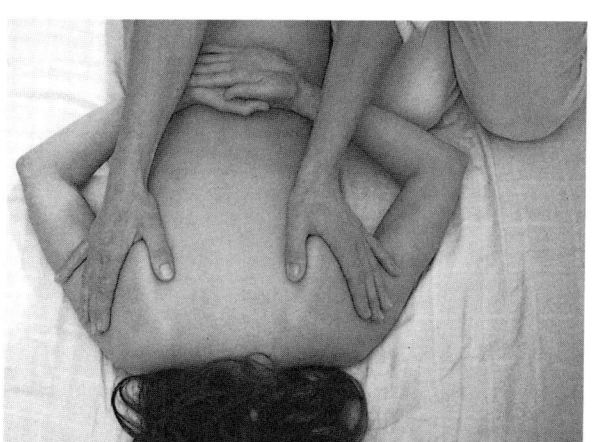

keln als entspannend und erfrischend. Es löst tiefsitzende Verkrampfungen. Eine gute Übung, wenn die ersten Menstruationen Beschwerden bereiten!

Übung   Auch Stauungen um die Nabelgegend, die beim Schulkind öfters vorhanden sind, kannst Du lösen, indem Du zuerst den Bauch im Uhrzeigersinn massierst. Dann legst Du Deine rechte Hand hin- und herwiegend auf den Nabel, mit der Linken leitest Du die blockierte Energie weiter zu anderen Körperbereichen, Brust, Scheitel,

Übung   Als Abschluss der Rückenmassage oder auch als spielerische Zuwendung zwischendurch legt sich das Kind auf den Rücken. Du setzt Dich im Schneidersitz vor seine Füsse, ergreifst seine Fersen, hebst sie einige Zentimeter vom Boden ab und lehnst Dich zurück, so dass eine Streckung seiner Wirbelsäule entsteht. Beginne leicht und gleichmässig hin- und herzuschaukeln. Die weiche, wellenförmige Bewegung steigt über die Beine zum Becken und setzt sich den ganzen Leib bis zum Scheitel hinauf fort. Das Kind empfindet dieses leise Schau-

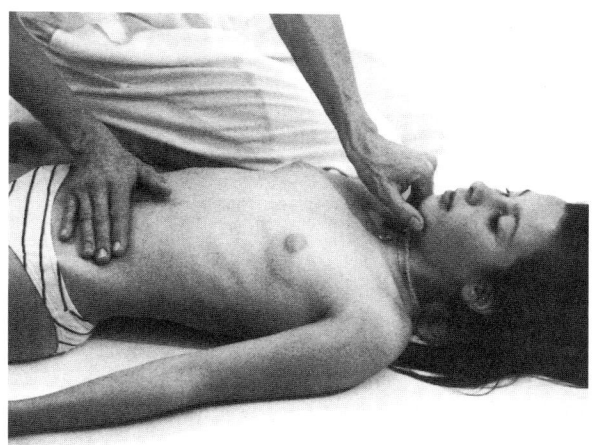

Nacken usw. Die rechte – gebende – Hand bleibt auf der Körperstelle liegen, die linke – empfangende – verteilt die Energien.

Vielleicht kommt Dein Kind in eine Phase, wo es das Bedürfnis verspürt, sich in seine Intimsphäre zurückzuziehen. Respektiere diesen Wunsch auf jeden Fall! Auf die Massagen braucht es darum nicht zu verzichten, sie sind auch durch die Kleider hindurch wirksam.

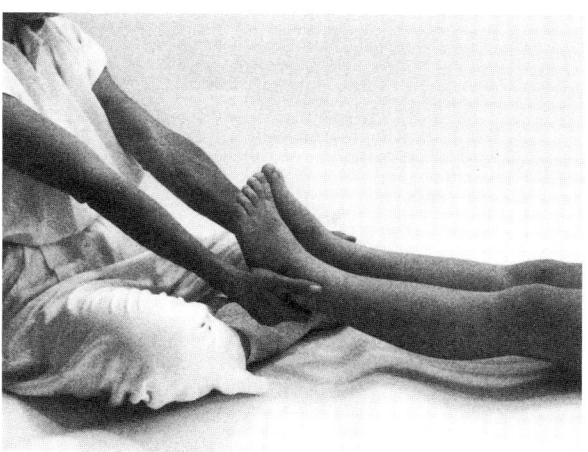

Massage beim behinderten Kind

Ein Kind mit behinderter Konstitution zu gebären und ihm einen Zugang zum Leben zu bahnen, war den Eltern immer schon bittere Herausforderung des Schicksals. Eine Herausforderung, durch viele Lebensaspekte hindurch zum eigentlichen Kern des Lebens vorzudringen.

Die Ankunft eines behinderten Kindes bedeutet eine unausweichliche Konfrontation mit ausgeklammerten Lebenswerten und eine Auseinandersetzung mit Gefühlen wie Schuld, Unsicherheit und Angst.

Modernste Schwangerschaftstests, Gentechnologie und ein verlorengegangener Respekt vor der Vielfalt des Lebens haben die Eltern-Kind-Beziehung kompliziert, die Konflikte verschärft. Dadurch, dass eine Behinderung in frühen, vorgeburtlichen Entwicklungsstadien feststellbar geworden ist, und durch die Möglichkeit, «unnützes, fehlerhaftes» Verhalten der Natur durch Abtreibung auszumerzen, werden Eltern behinderter Kinder mit stachligen Vorwürfen und spitzen Bemerkungen aus Fachkreisen und Umwelt bedacht. Der Grundtenor ist: Es ist eine Verantwortungslosigkeit, solche Kinder heutzutage, wo wir es doch endlich verhindern können, in die Welt zu setzen.

Ist ein Elternpaar, das – bewusst oder unbewusst – ein behindertes Kind annimmt, sein Lebensrecht bejaht, wirklich dumm, unwissend, asozial, wie vorlaute Rügen behaupten?

Wäre es nicht an der Zeit, den Sinn, die Botschaft Behinderter an uns «normale Menschen» zu ergründen, statt in ihnen ausschliesslich das Abweichende, Krankhafte zu sehen? Das mongoloide Kind – zum Beispiel – in seiner schutzlosen, liebevollen, anhänglichen, unschuldigen, mitfühlenden Art kann uns Wege zu mitmenschlicheren, teilnahmsvolleren, herzlicheren und wärmeren Umgangsformen offenbaren.

Die körperlichen Gegebenheiten des behinderten Kindes allein sagen wenig aus über die Möglichkeiten seiner Persönlichkeitsentfaltung. Eine gesunde, lebensbejahende Umgebung (Elternhaus oder Kinderheim), die die Würde und die Fähigkeiten des Kindes wahrnimmt und seine Hinwendung zum Leben einfühlsam fördert, ermutigt das Kind, über seine Grenzen hinauszuwachsen.

Massagen verbessern die Situation einer Behinderung ganz erheblich. Den grössten Wert bekommt sie, wenn eine liebende Bezugsperson massiert, die einerseits die Hemmnisse akzeptiert, andererseits überzeugt ist, dass der Ist-Zustand in kleinen Schritten konstruktiv geändert werden kann.

Durch wöchentliche Ganzmassagen werden die vielfältigen Blockaden gelöst. Sie helfen dem Kind, seine gestörte Leiblichkeit unter Kontrolle zu bringen.

Eine zentrale Bedeutung bei der Massage Behinderter besitzen die Hände und die Füsse.

Durch die Handmassage und Handübungen (Seite 40–42 und 20–21) kann die Gehirnfunktion belebt oder beruhigt werden – belebt durch eine kraftvolle Handmassage, beruhigend wirkt meist schon ein stilles Halten der Hände.

Für die Füsse eignet sich eine spezielle, einfache Massagemethode, die sogenannte Pränatal-Therapie.

Sie befasst sich ausschliesslich mit den Reflexpunkten auf der Innenseite des Fusses, vom grossen Zeh bis zur Ferse. Diese Linie

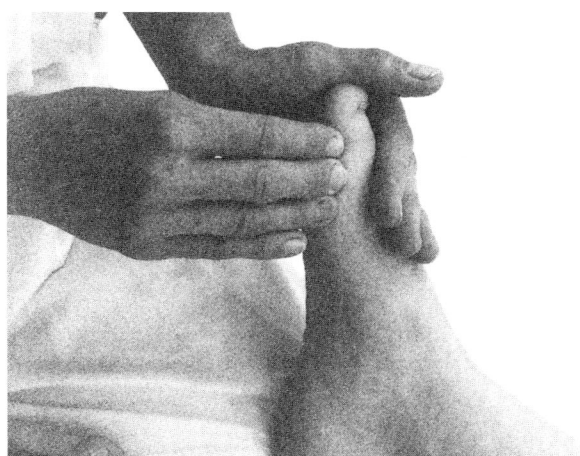
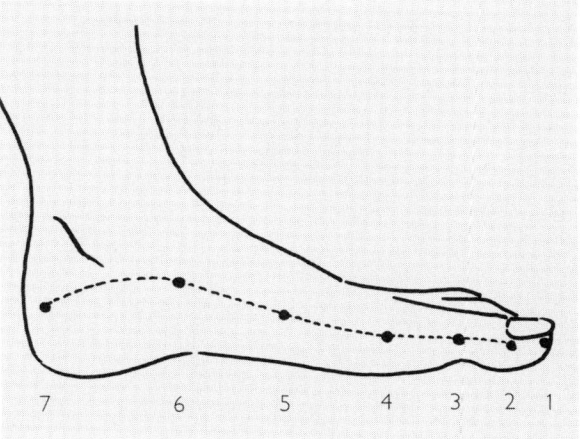

entspricht dem Bereich von der Zirbeldrüse im Kopf bis hinunter zum Steissbein. In dieser Linie finden wir Spannungen und Hemmungen, die von der Zeugung bis zur Geburt entstanden sind. Durch regelmässiges Massieren dieser Linie können wir alte Muster löschen und ein Annähern an die gegenwärtigen Bedingungen fördern. Das Kind bekommt Mut und Vertrauen, sich seinem Erdenleben zu öffnen, statt sich in seine Behinderung zu verkriechen.

Die Reflexpunkte auf dieser Innenlinie sollten täglich mit den Fingerspitzen und dem Daumenballen sanft behandelt werden. Dauer: 5–15 Minuten. Wenn ein Punkt sehr empfindlich reagiert, wird er nur sehr zart oder gar nicht direkt berührt, d.h., er wird aus 1–2 cm Distanz behandelt.

Auf der ganzen Linie befinden sich sieben wichtige Punkte.

1. Punkt = Zirbeldrüse (auch Epiphyse genannt)
2. Punkt = Hypophyse
3. Punkt = 1. Halswirbel, Beginn des Nackens
4. Punkt = Zwischenbereich Nacken-Sonnengeflecht
5. Punkt = Zwerchfell
6. Punkt = Lendenwirbel, Kreuzbein
7. Punkt = Afterbereich

Diese Massage kann bei Kindern und bei Erwachsenen angewendet werden. Da bei kleinen Kindern Verhaltensmuster noch nicht festgefahren sind wie bei Erwachsenen, ist die positive Veränderung viel schneller spürbar.

Der wichtigste Faktor bei der Behandlung des behinderten Kindes ist die Kraft der Überzeugung der Bezugsperson, dass sie dem Kind helfen will und kann. Nicht das soziale Anerkennungsbedürfnis darf im Vordergrund stehen, sondern die Freude, dem Kind beim Überwinden seiner Schranken behilflich sein zu dürfen.

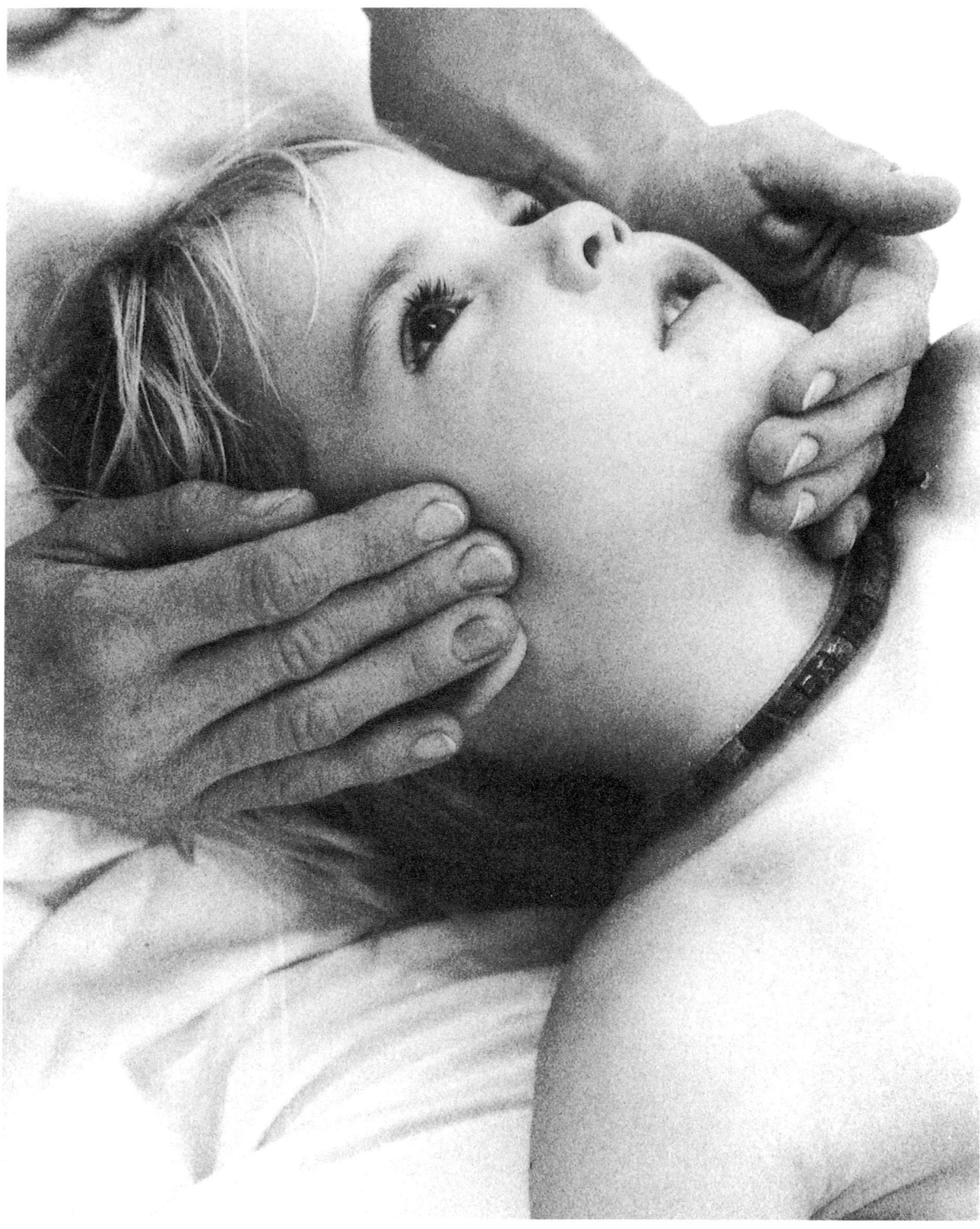

Unter jedem Dach
ein Ach...

Massagevorschläge für das kranke Kind

Unser Leben besteht aus Freude *und* Leid, aus Gesundheit *und* Krankheit.

Schmerzliche Erfahrungen helfen uns, reifer, weiser zu werden, Krankheiten können unser Leben gesünder, sinnvoller gestalten.

Keine High-Tech-Medizin, keine Impfkampagnen, keine chemischen Wunderformeln können jemals die Krankheit aus dem irdischen Leben ausrotten. Krankheiten gehören ins Leben – wie Wegweiser auf einer langen Wanderung. Sie weisen uns den Weg zu einer körperlich, seelisch und geistig gesunden Lebensführung. Wenn wir auf Krankheiten horchen, uns damit auseinandersetzen und innehalten, statt sie nur niederzukämpfen, um sie möglichst rasch loszusein, können sie uns wichtige Hinweise auf den Sinn unseres Lebens geben. Noch nie wurde ein Mensch geboren, nur um ein reibungsloses, von Sorgen und Störungen freies und ereignisloses Leben zu ..., nein, geniessen könnte er dieses Leben nicht, da Glück immer auch Leid bedingt. Wir alle sind mit dem Wunsch nach innerem Wachstum, mit einer Lebensaufgabe Mensch geworden. Jeder Lebensweg ist ein Entwicklungsweg. Krankheiten sind die Richtschnur für eine gesunde Lebenseinstellung. Schmerzen sind die Boten Deines Organis-

mus an Dein Bewusstsein, dass Deine Lebensführung unbekömmlich ist, dass Du gewisse Verhaltensweisen ändern musst. Tabletten, Spritzen usw. können diese Botschaften – die Schmerzen und Krankheiten – für eine Zeitlang zum Schweigen bringen, sie können Dich über den schädigenden Einfluss Deiner Gewohnheitsmuster hinwegtäuschen. Die Tatsache aber, dass Du Dir Schaden zufügst, dass Du Dich vom Sinn Deines Lebens entfernst, bleibt bestehen. Indem Du zum Kranksein eine positive Einstellung gewinnst, es nicht bloss als sinnlose Störung beseitigst, wirst Du Dich gleichzeitig um Deine ganzheitliche Gesundheit bemühen. Du wirst begreifen, dass die krankmachenden ebenso wie die heilenden Kräfte nicht nur von aussen her auf Dich einwirken, sondern hauptsächlich in Dir drin, aus Deinem Tun und Sein entstehen.

Indem Du den Sinn einer Krankheit erfassen und annehmen kannst, verwandelst Du die krankmachenden Kräfte in Selbstheilungskräfte. Aus dem destruktiven wird ein konstruktiver Prozess.

Wenn Du der Erkrankung Deines Kindes als Realität, als bedeutsamem Augenblick in seinem Leben mit innerer Ruhe begegnen kannst, leistest Du ihm die beste Hilfe, durch das Unangenehme hindurchzugehen, es zu überstehen und daran zu erstarken. Nicht das Verscheuchen der Krankheit mit allen Mitteln, sondern Deine aufmerksame

Begleitung durch ihren Verlauf zählen für die echte Heilung.

Krankheiten im Kindesalter sind meist entzündlicher Art. Vielfach übernehmen sie das Amt eines Korrektors auf dem Entwicklungsweg.

Sie können dem Kind helfen, Ballast loszuwerden, der ihm im Aufbau seiner Individualität im Wege ist. Vielfach handelt es sich dabei um Vererbungsmaterial, das es nicht mehr benötigt, da es ja nicht einfach der Sprössling seiner Eltern, sondern eine ureigene Persönlichkeit ist. Kinder überraschen uns darum oft nach überstandener Krankheit mit veränderten, deutlicher und eigener gewordenen Gesichtszügen.

Die Krankheiten der Kinder sind vergleichbar mit dem häufigen Märchenmotiv, wo sich der Held der Geschichte einem starken Gegner – z. B. einem Drachen – stellen muss. Beim Kampf stehen ihm der Rat eines kleinen, alten Wesens oder die Hilfe von Tieren bei. Diesen Beistand erhält das kranke Kind durch seine Selbstheilungskräfte und durch unsere Naturheilmethoden (Tee, Wickel, Massagen usf.).

Es kommt aber vor – im Märchen wie im Krankheitsverlauf –, dass der Held selbst zu schwach, der Gegner übermächtig ist, so dass ein Dritter den Kampf ausfechten muss. Beim kranken Kind kann dieser Dritte Antibiotikum heissen. *Antibiotika* sind wertvolle Kampfgenossen. Ihre Entdeckung ist ein Segen für die Menschheit, wenn sie erst dann zum Einsatz gebracht werden, wenn die entzündliche Erkrankung überhandzunehmen droht, d. h., wenn die Abwehrkräfte des Kindes nicht ausreichen. Es kommt häufig vor, dass Kinder nach einer durch Antibiotika besiegten Krankheit wieder und wieder erkranken, bis sie ihrer eines Tages aus eigenen Kräften Herr werden. Die Auseinandersetzung des Kindes mit einer Krankheit stärkt sein Immunsystem. Es erwirbt die Ausrüstung für seine vielfältigen späteren täglichen Auseinandersetzungen.

Unter diesem Blickwinkel wird klar, dass wir den Kindern keinen Gefallen erweisen, wenn alle Krankheiten von ihnen ferngehalten werden. Wieder, wie so oft im Umgang mit Kindern, werden wir goldene Mittelwege finden müssen: den schmalen Weg zwischen Verweichlichung und Abhärtung und den Weg durch das Labyrinth der *Impfungen*.

Bevor wir unsere Kinder gegen alles Mögliche impfen lassen, müssen wir uns von den entsprechenden Krankheiten und ihren eventuellen Folgen sowie den Impfungen und ihren eventuellen Komplikationen ein möglichst klares Bild machen. Legen wir die Wirkung der Krankheit neben die der Impfung auf die Waagschale, wägen wir ab, welche Entscheidung auf die Selbstverwirklichung des Kindes hemmender, welche fördernder wirkt! Genauso verantwortungsbewusst werden wir uns auch mit der *Anwendung von Vitamin D* befassen müssen –

Jeder Therapieversuch ist zum vornherein zum Scheitern verurteilt, wenn er den Patienten seelisch schädigt.

G. Blome

mit ihren Vor- und Nachteilen, mit ihren nutz- und schadenbringenden Eigenschaften. Hat mein Kind genügend Licht, Sonne, frische Luft, dass sich aus der vom kindlichen Organismus hergestellten Vorstufe das fertige, wirksame Vitamin D bilden kann? Vitamin D ermöglicht die Einlagerung von Kalk in die Knochen. Vitamin-D-Mangel zeigt sich in zu weichen Knochen, zu hoher Vitamin-D-Spiegel bewirkt eine zu frühe Verhärtung der Knochen und unerwünschte Kalkablagerungen im Organismus (z. B. in den Arterien).

Wichtig bei solchen Entscheidungen sind
1. genügend klare, untendenziöse Informationen.
2. Was meint Deine innere Stimme dazu?
3. Halte nicht nur die nächsten paar Monate, sondern das ganze Menschenleben vor Augen.

Der Arzt – Dein Gefährte auf dem Krankheitsweg

Hole Rat beim Kinderarzt, immer dann, wenn Du beunruhigt bist, wenn Dich Äusserungen und Verhaltensweisen Deines Kindes verunsichern, besorgt machen.

Ein Arzt, der Dein volles Vertrauen verdient, trägt mit Dir, dem Elternhaus, die Verantwortung für die körperliche, seelische und geistige Gesundheit des Kindes. Er ist den Selbstheilungskräften des Kindes Freund und Gehilfe. Er ordnet ihnen seine Kunst unter, stellt ihnen sein Wissen und seine Heilmittel zur Verfügung zu dem Zeitpunkt, da sie benötigt werden.

Er anerkennt, dass es im Pflanzen- und Mineralreich Heilkräfte gibt, die im ganzheitlichen, menschlichen Organismus Heilprozesse anregen, Krankheiten bekämpfen und eine kraftvollere Gesundheit fördern. Er belächelt nicht erprobte, bewährte Heilmethoden, nur weil die Wissenschaft ihre Wirkungsweisen noch nicht erklären kann. Er stützt sich nicht nur auf die Norm objektiver Befunde – Laborwerte und andere Untersuchungsergebnisse –, sondern betrachtet das Kind als einmaliges Wesen und behandelt es entsprechend.

Er respektiert Deine häuslichen Heilmassnahmen (Wickel, Massagen, Tee usw.), ermutigt Dich dazu und beobachtet ihre Wirkungen auf den Krankheitsverlauf. Er ergänzt, lenkt und kämpft mit seinen Waffen, sobald und in dem Masse, wie der Zustand des Kindes eine Kampfverstärkung braucht. Wenn Du und der Arzt Hand in Hand mit der kindlichen Lebenskraft arbeiten, wird das Kind gestärkt, gesünder aus seiner Krankheit hervorgehen.

Fieber

Erhöhte Körpertemperaturen geben Dir Hinweise, dass sich Dein Kind gegen eine akute Erkrankung zur Wehr setzt. Fieber ist nicht Widersacher, keine Fehlfunktion, die es zu bekämpfen gilt, sondern es ist das heilende Feuer, das den eigentlichen Krankheitsurheber «verbrennt». Wie jedes Feuer muss das Fieber überwacht werden. Die Fieberkurve gibt Dir und dem Arzt Nachricht über den Verlauf der Krankheit. Der fiebernde Abwehrzustand kann dem Kind unangenehme Körperreaktionen verursachen, z. B. Kopfweh durch hohen Blutandrang, Gliederschmerzen usw. Diese Begleiterscheinungen kannst Du mit einfachen Mitteln mildern, mit Essigsocken, Wadenwickel, Massagen.

Eine kurze *ableitende Massage* schenkt dem Kind viel Behaglichkeit, so dass es darauf ruhig, tief und lange schlafen kann. Sie bringt die überbordenden Körperfunktionen in einen ebenmässigen Fluss. Nimm für diese Massage kein Öl, sondern lauwarmes Wasser mit ein paar Tropfen vom ätherischen Öl des Lavendels. Beginne am herzentferntesten Punkt, an den Füssen. Massiere sie kurz ableitend, d. h. niemals herzwärts. Massiere, immer abwärts, nacheinander Unterschenkel, Oberschenkel, Hände, Unterarme, Oberarme, den Rücken («Kämmen»), das Gesicht, den Bauch («Wasserrad») und mache schliesslich das «Offene Buch» auf der Brust. Diese Massage dauert knapp 10 Minuten. Achte darauf, dass das Kind nicht fröstelt, dass kein einziger Luftzug den Körper streift. Gehe sachte vor, das Kind soll nie zusammenzucken. Wechsle anschliessend seine Wäsche[3].

Gib ihm zu trinken (Tee oder Fruchtsaft, aber keine Milch, das Fieberkind braucht keine Eiweisszufuhr). Hilf ihm, sein Wasser zu lösen, sorge für Ruhe, denn es wird jetzt ein grosses Schlafbedürfnis haben.

Diese kurze Massage ist eine Wohltat für das Kind. Du behältst die Kontrolle über das Fieber. Das Wasser zieht die Hitze an die Oberfläche, Lavendel wirkt schmerzlindernd, antiseptisch, beruhigt, stärkt und ist hilfreich bei allen Infektionen. Ausserdem verbreitet er einen angenehmen Duft, was die Atmung anregt.

Erkältungen

Massiere das erkältete Kind mit Öl, dem Du ein Tröpfchen Eukalyptus- oder Kiefer-Essenz (= ätherisches Öl) beifügst. Massiere damit ausführlich Brust, Rücken, Gesicht, Achselhöhlen und zwischen den Fingern und den Zehen. Die Linien über die Stirn — ausgehend von der Nasenwurzel zu den Schläfen hin (Seite 49) — kannst Du immer wieder, über den ganzen Tag verteilt, ziehen. Damit werden ein Sich-Festsetzen der Sekrete und das Anschwellen der Schleimhäute verhindert. Massiere auch häufig rund um die Ohrmuscheln. Wenn die Nase bereits verstopft ist, helfen wenige Tröpfchen physiologischer Kochsalzlösung[4], die Du mit einem Wattebäuschchen in die Nasenlöcher einträufelst. Lege den Oberkörper des Kindes in eine leichte Abwärts-Schräge und klopfe mit Deiner hohlen Hand rundherum den ganzen Brustkorb von unten nach oben ab. Dadurch können die in den Bronchien angesammelten Sekrete abfliessen.

Gesichtsdämpfe helfen die Schleimhäute beruhigen und vernichten Krankheitserreger. Nimm dafür altbewährte Heilpflanzen wie Thymian, Pfefferminze, Salbei, Oregano, Tannenschösslinge usw., bringe sie mit

---

[3] Ich ziehe meinen fiebernden Kindern lindengrüne Seidenhemdchen an. Lindengrün ist bei entzündlichen Prozessen eine heilsame Farbe, Seide gleicht Körpertemperaturen aus, verhindert Hitzestau.

[4] 9 Gramm Kochsalz auf 1 Liter abgekochtes Wasser, auch fertig zubereitet in Apotheken/Drogerien erhältlich.

[5] Literaturhinweis zu den Wickeln: M. Thüler, Wohltuende Wickel.

etwa einem Liter Wasser knapp vor den Siedepunkt. Das Kind soll den heilsamen Dampf tief einatmen. Am besten nimmst Du es auf Deinen Schoss, legst ein Tuch über Euch und Ihr atmet geniesserisch den Dampf ein. Du tust damit auch Deinen Atemwegen einen Gefallen, ausserdem wird das Kind in Deiner beruhigenden Nähe viel tiefer atmen.

Fussbäder mit Storchenschnabel helfen die Infektionen aus dem Körper ziehen. Nutze auch die stark antiseptische Wirkung von Zwiebel und Knoblauch. Schneide sie klein, binde etwas davon in ein Tüchlein, das Du in die Nähe seines Bettes hängst, mache davon auch Hals- bzw. Brustwickel[5].

Geeignete Teekräuter bei *Grippe:* Holunder, Lindenblüten, Schlüsselblumen, Borretschblüten, Thymian, Stechpalme, Pfefferminze.

Geeignete Teekräuter bei *Husten:* Anissamen, Eibischwurzel, Malvenblüten, Königskerze, Johanniskraut, Thymian, Spitzwegerich, Huflattichblüten, isländisches Moos, Ysop u. a. m.

Verdauungsprobleme

Bei Kindern aller Altersstufen kommen Bauchschmerzen sehr häufig vor. Die meisten lassen sich mit einfachen Hausmitteln und mit Zuwendung beheben. Eine ärztliche Untersuchung ist allerdings angezeigt, um ernsthafte Erkrankungen (Blinddarmentzündung, Darmverschlingung, Typhus usw.) auszuschliessen, besonders dann, wenn die Krämpfe heftig sind und länger andauern.

Die sogenannten Drei-Monats-Krämpfe beim Neugeborenen haben schon viele Eltern in die Sackgasse der Verzweiflung gebracht. Dabei liegt die Ursache dieser nervenaufreibenden Störung sehr oft am ängstlich angespannten, sorgenvollen Verhalten der Erwachsenen. Vielfach habe ich erlebt, wie aus kleinen Schreihälsen friedliche Kinder werden, wenn die Mutter oder der Vater eine beruhigende Massage erhalten.

Gründe für Leibschmerzen können auch blähende Nahrungsmittel, die die Mutter zu sich nahm (beim gestillten Kind), falsche, unverträgliche Flaschennahrung, aber auch Wachstum, Ängste usw. (besonders beim Schulkind) sein. Behebe die Ursache, wenn Du sie erkennst, was jedoch nicht immer der Fall sein wird.

Klar ist, dass seelische Eindrücke genauso schwerverdaulich sein können wie schlechte Nahrungsmittel und auch dieselben Symptome hervorrufen.

Mit der Bauchmassage (Seite 36–39) hast Du ein wirksames und vorbeugendes Mittel zur Normalisierung der Verdauungsabläufe zur Hand.

Ein spezielles Öl, das Du gut selber herstellen kannst, vertieft die Massagewirkung.

Rezept für Bauchkolik-Öl

1 kleine Handvoll Anissamen
1 kleine Handvoll Kümmelsamen
1 kleine Handvoll Fenchelsamen

in ein Einmachglas (Weissglas) geben, auffüllen mit gutem Öl, z. B. Sonnenblumenöl, 1 Monat ans Licht stellen, täglich schwenken, abfiltrieren, in ein dunkles Glas (braun, grün) geben.

Beachte: Die Samen müssen immer mit Öl bedeckt sein, sonst faulen sie und verderben das Öl.

Oft wehren kolikgeplagte Kinder Berührungen am Bauch ab. Du kannst ihm mit dem Öl einen warmen Wickel anlegen. Achtung: Bei Verdacht auf Blinddarmentzündung niemals Wärme.

Als sehr hilfreich – beim Baby wie beim Schulkind – erweist sich folgende, einfache

Übung   Das Kind liegt mit angezogenen Beinen auf der Seite. Lege Deine rechte Hand auf seinen Bauch, dass sein Nabel in der Mitte Deiner Handfläche liegt, mit Deiner linken Hand machst Du das «Kämmen» (Seite 46–47) über den Rücken. Das Kind wird sich bald beruhigen.

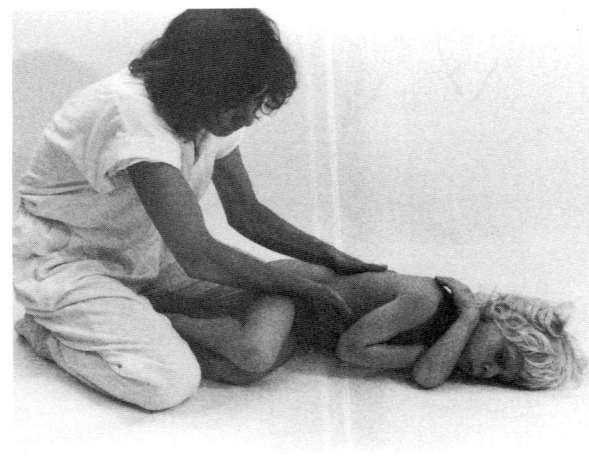

Verstopfung

Nur selten liegen der Verstopfung bei Kindern Darmerkrankungen zugrunde, meist sind die Ursachen seelischer Natur.

Der Grund einer Verstopfung kann auch bei denaturierter, chemisch behandelter Nahrung und bei zu geringer Trinkmenge liegen. Kinder reagieren auch besonders empfindlich auf angespannte Tischatmo-sphäre und auf das ängstliche Beharren der Eltern, dass gegessen wird. Kinder können phasenweise schlechte Esser sein, was die Eltern mit übergrosser Sorge erfüllt. All die trickreichen Versuche, das Kind zum Essen zu bewegen, sind völlig sinnlos. Sie bewirken im Gegenteil eine Verkrampfung der Organe und ein Versiegen der Verdauungsfermente. Daraus kann sich eine hartnäckige Verstopfung bilden.

Noch nie ist ein Kind, das zu Essen hat, verhungert.

Jede Zwangsmassnahme verhindert ein natürliches Einpendeln in einen Ess-Rhythmus.

Es kann aufschlussreich sein, sein eigenes Essverhalten unter die Lupe zu nehmen!

Du musst auch im Bild darüber sein, ob und was und wieviel Dein Kind zwischen den Mahlzeiten isst. Die ungesunde Gewohnheit, die Zwischenmahlzeit zur Hauptmahlzeit zu machen, entsteht schnell.

Übung zur Verhütung und sanften Verheilung der Verstopfung   Das Kind liegt auf dem Rücken. Fasse seine Beine unterhalb der Knie, führe sie zum Bauch und drücke sie leicht gegen die Bauchdecke, strecke die Beine wieder lang und wiederhole die Übung einige Male. Massiere anschliessend den ganzen Bauchbereich mit warmen Händen und immer im Uhrzeigersinn. Massiere auch sachte mit dem Zeigefinger den Schliessmuskel des Mastdarms.

Wenn die Verstopfung hartnäckig ist, musst Du der Darmentleerung mit einem Klistier nachhelfen. Nimm dazu schwachen, lauwarmen Kamillentee. Beim Säugling und Kleinkind genügt ein Einlauf mit einem Klistierbällchen. Grössere Kinder brauchen etwa einen halben Liter Flüssigkeit.

Merke: Gib dem Kind auch bei fiebrigen Erkrankungen einen kleinen Einlauf, wenn sich der Darm nicht spontan entleert. Der Organismus kann sich dadurch von vielen Giftstoffen befreien.

Lass Dir von einer erfahrenen Mutter/ Vater oder einer Krankenschwester zeigen, wie ein Klistier verabreicht wird.

Durchfall

Säuglinge mit Durchfall benötigen – wegen den Flüssigkeits- und Mineralsalzverlusten – ärztliche Hilfe. Bei Durchfall sofort Milch, alle Zuckerarten und alle Fette meiden!

Übung zur Beruhigung der Verdauungsorgane Lege Deine warme linke Hand unterhalb des Nabels, Deine rechte Hand unter das Kreuzbein des Kindes. Massiere sachte den unteren Bauchteil im Uhrzeigersinn. Reibe zwischendurch Deine Hände gut aneinander. Massiere anschliessend auch die Beine und die Füsse.

Geeignete Teekräuter bei *Durchfall:* Brombeer-, Himbeer-, Erdbeer- und Birkenblätter, Odermennig, Majoran, Fenchel u. a. m.

Geeignete Teekräuter bei *Verstopfung:* Brennessel, Löwenzahnwurzel, Schlehdorn, Bärlapp, Schafgarbe, Süssholz, Berberitze, Kreuzdorn u. a. m.

Geeignete Teekräuter bei *Appetitlosigkeit:* Frauenmantel, Eisenkraut, Bockshornklee, Tausendgüldenkraut, Angelikawurzel, Wacholderbeeren, Sanddorn u. a. m.

Appetitanregende Morgenübung Wecke sachte Dein Kind und wasche kurz mit Waschlappen und kaltem Wasser Füsse, dann ganz schnell Beine, Hände, Arme, Gesicht, Rücken, Bauch und Brust, decke das Kind rasch wieder zu. In Kürze sollte ihm eine wohlige, prickelnde Wärme durch den Körper strömen, es gutgelaunt aufstehen und nach dem Frühstück verlangen. Wenn die Wärme nicht einzieht, ist die Lebenskraft des Kindes zu geschwächt.

Gib dem Kindergarten- oder Schulkind einen Schontag, an dem es zu Hause bleiben darf. Dazu muss es nicht erst richtig erkranken. Massiere es an diesem Tag, erspüre das Befinden Deines Kindes.

Schlafstörungen

Der Schlaf wird als der mittlere der drei «Brüder» Tod, Schlaf und Atem bezeichnet. Sie stellen die drei Lebensrhythmen dar: lang, mittel, kurz. Wir haben gegenwärtig mit jedem dieser drei Brüder einige Schwierigkeiten. Hier Todesangst – dort Todessehnsucht, Ein- und Durchschlafschwierigkeiten, Atembeschwerden (Asthma!).

Diese Störungen sind eine Art Lebensrhythmusstörung. Tatsächlich hängt der Schlafrhythmus unmittelbar mit dem Atemrhythmus und der zuversichtlichen Entspannung zusammen. Nur wenn die Atmung frei und unbehindert ist, kann das Kind durchschlafen. Nur wenn es sich geborgen und behütet fühlt, fällt es in einen tiefen, völlig entspannten Schlaf.[6]

---

[6] Mit einem nachts aufgeschreckt weinenden Kind gehe ich ans Fenster, zeige ihm den dunklen Mantel der Nacht, erzähle ihm von Mond, Sternen, schlafenden Tieren und Blumen. Dann lege ich das getröstete Kind in sein oder mein Bett zurück.

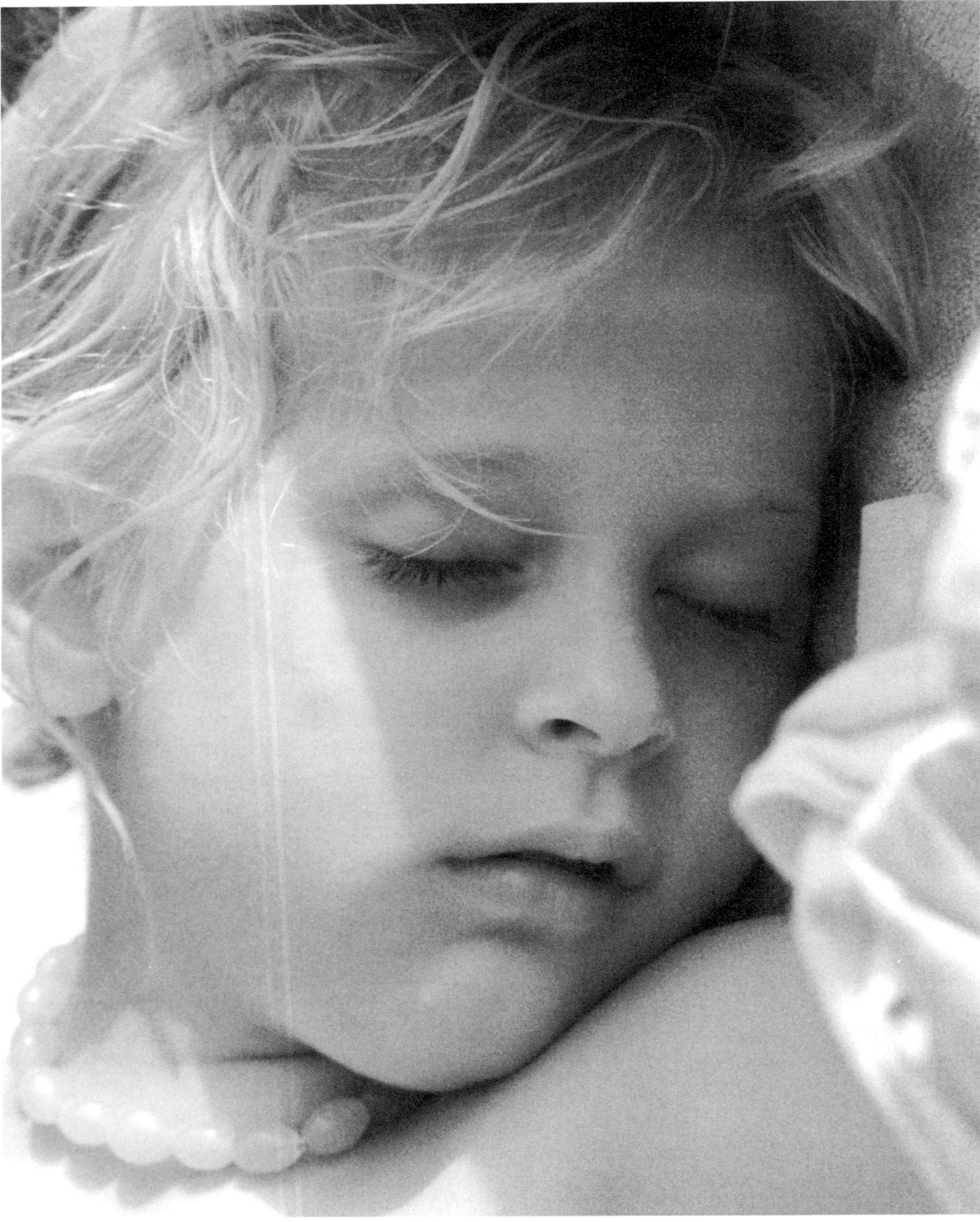

Das eigentliche Heilmittel, das diese drei Brüder in Harmonie zu bringen vermag, ist schnell genannt und schwierig zu finden für den, dem es verlorenging: das Vertrauen. Vertrauen in sich und in die kosmische und irdische Umwelt.

Eine liebevolle Abendstimmung, ein zufriedenes Hinübergleiten in den Schlafzustand sind Eckpfeiler der ganzheitlichen Gesundheit.

Der gelöste, durch nichts belastete und bedrückte Ausdruck eines schlafenden Kindes ist mir Quelle der Freude, des Mutes, der Dankbarkeit. Wenn ich abends mit einem meiner Kinder auf Kriegsfuss stehe, gehe ich – nachdem ich meine Ruhe, meine Sinne, mein Vertrauen wieder gefunden habe – ans Bett des Kindes, betrachte, berühre es, bis (allmählich oder ganz plötzlich) das Licht der Liebe aufgeht! Das mächtige Gefühl der bedingungslosen Liebe: Ich liebe Dich, so wie Du bist! Ich kann wahrnehmen, wie diese glückliche Woge auf das schlafende Kind übergeht, wie es sich erlöst entspannt, wie es sich getröstet dehnt, wie Ängstliches verschwindet. So können wir den neuen Tag ungetrübt – ohne Kriegsbeil – neu beginnen.

Angst

Durch alle Lebensjahre hindurch begleitet uns die Angst. Sie wechselt ungezählte Male ihr Gesicht, ihre Erscheinungsform. Als Wegbegleiterin leistet sie uns gute Dienste, ist uns oft wichtiger Hinweis und Signal. Sie soll aber nicht die Führung übernehmen, nicht unsern Weg bestimmen.

Auch die Kinderängste kommen in den verschiedensten, merkwürdigsten Gestalten daher. Je nach Entwicklungsstufe unterscheiden sie sich sehr stark voneinander.

Ob die kindliche Auseinandersetzung mit der Angst kreativ oder destruktiv ist, hängt wieder stark davon ab, ob seine Betreuer Vertrauen oder Unfreiheit ausstrahlen, ob sie selbst die Angst überwinden oder ihr hörig verfallen. Es gibt kaum Ansteckenderes als Angst!

Im Alter von 4–5 Jahren begegnet das Kind seinen beiden Seelen-Polaritäten: hell und dunkel, gut und böse. Durch diese Entzweiung des Einsseins lernt es Ängste kennen, die die Oberhand gewinnen können. Es entwickelt die absurdesten Phantombilder (das wilde Tier unter dem Bett, das Ungeheuer vor dem Fenster).

Das Zaubermittel, das dem Würgen und Nagen dieser Ängste Herr wird, sind die feinfühlig gewählten und erzählten Märchen. Märchenbilder sind wie Lichter, die in die dunklen Seelengründe leuchten. Sie zeigen dem Kind in klarer Einfachheit, was sich verschwommen, unfassbar in seinem Seelenleben bewegt. Im Märchen findet eine Begegnung von aussen und innen statt. Das Kind kann erkennen lernen, seine Urgründe erleben. Es kann lernen, das Dunkle nicht auszuschliessen, sondern in sein Leben zu integrieren und dadurch wieder eins zu werden.

Merke: Märchen sollten – wie jedes Heilmittel – regelmässig, richtig dosiert und mit Körper- und Seelennähe verabreicht werden.

Da Angst Enge, Kälte und Stress bedeutet, ist es einleuchtend, dass ängstlichen, furchtsamen Kindern das regelmässige Massieren wohl bekommt.

Massiere das Kind womöglich am frühen Abend,[7] vor dem Abendessen.

Dieses soll leicht verdaulich und von einem beruhigenden Tee begleitet sein (Melisse, Orangenblüten, Lavendel, Eisenkraut oder anderes).

Verabschiede Dich – nach der individuell gestalteten Zu-Bett-gehen-Phase – mit einer beruhigenden, einhüllenden Übung, z. B. mit dem

Wiegen   Gewiegt werden ist ein Grundbedürfnis des kleinen Kindes. Lege Deine rechte Hand unterhalb des Nabels oder auf sein Kreuzbein, falls das Kind in der Bauchlage einschläft. Deine linke Hand liegt auf der Stirn bzw. auf seinem Hinterkopf. Bewege Deine Hände sachte hin und her, so dass der Körper ganz leise geschaukelt wird. Lass darauf Deine Hände auf diesen Körperstellen ruhen. Bald wirst Du ein feines Fliessen der Lebenskraft in Deinen Handflächen spüren. Entferne jetzt beide Hände ganz lang-

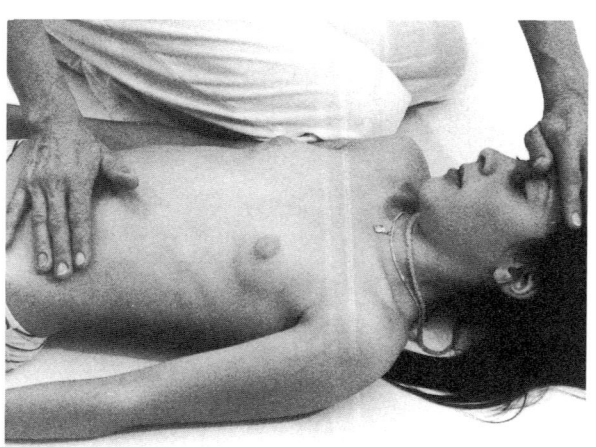

sam vom Körper und vom Energiefeld des Kindes. Diese Übung ist für alle Kinder jeder Altersstufe eine geeignete, schöne Einschlafhilfe. Je ruhiger und gesammelter Du dabei bist, desto tiefer und anhaltender ist ihre Wirkung.

Übung   Setze Dich zu den Füssen des Kindes. Lege Deine Daumen auf die Mitte des vorderen Drittels der Fusssohle, etwas unterhalb des Zehenansatzes. Die andern Finger legst Du über das Grosszehen-Grundgelenk. Bleibe so ruhig und achte auf den

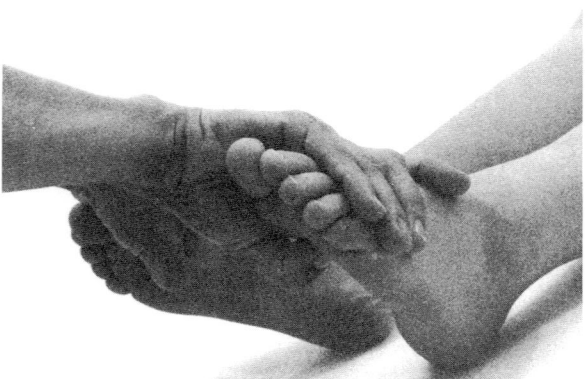

Atemrhythmus des Kindes. Ziehe während seines Einatmens die Füsse ganz leicht zu Dir hin, beim Ausatmen lässt Du das Ziehen sein. Deine Daumen liegen immer ruhig auf der Fusssohle (= Zwerchfellpunkt).

Diese Übung vertieft die Atmung, befreit von Ängsten, beruhigt das Nervensystem. Mache sie so lange, bis Dein Kind entspannt

---

[7] Schüler profitieren davon weit mehr als vom stundenlangen Brüten über Hausaufgaben. 30 Minuten genügen, da die Aufnahmefähigkeit nach einem Schultag ohnehin äusserst gering ist.

ist und einschlafen will. Sie eignet sich für Kinder ab 5 Jahren, Kleinkinder atmen zu schnell.

Beide Übungen verbessern das Schlafverhalten des Kindes ganz erheblich.

Edelsteine, die einen gesunden Schlaf unterstützen:

- Rutilquarz bei Unruhe
- Rosenquarz bei ängstlichen, dunklen Gefühlen
- Türkis bei Verlassenheitsängsten
- Amethyst bei Nicht-«Abschalten»-Können.

Schutzfarbe (Bettwäsche): Gelb.

Wenn das Kind trotz Deinen fördernden Massnahmen regelmässig schlecht schläft, können äussere Störungen schuld daran sein. Kläre ab, ob sich im Umfeld des Kinderbettes Erdstrahlen oder Wasseradern befinden. Auch elektrische Geräte können ganz erhebliche Störfaktoren sein.

Bei einem Kind, das regelmässig kurz nach Mitternacht erwacht, könnte der Grund bei einer Leberstörung und -überlastung liegen. Kläre dies bei einem Homöopathen ab.

Merke: Ein nachts weinendes Kind braucht Zuwendung. Du kannst es mit der Übung «Aura beruhigen» oder dem «Wiegen» versuchen, ohne dass Du es aufzunehmen brauchst. Kinder sollten nachts im elterlichen Bett Zuflucht finden dürfen, wenn sie von wilden Träumen erschreckt sind.

Allergien

Allergien sind nicht eigentliche Krankheiten, sondern eine Art verspätete Abwehrreaktion.

Ein tüchtiges Immunsystem wacht darüber, dass keine fremden Stoffe von aussen (z. B. Blütenpollen, Eiweisse usw.) in den Organismus eindringen. Es hilft Dir, Dich der Umwelt offen und interessiert zuwenden zu können und dabei doch *Du* zu bleiben. Es erkennt fremde Substanzen, krankmachende Keime, schwächende Schwingungen usf. und wehrt sie ab, bevor sie in Dich einströmen, Dich überfallen und vereinnahmen (lat. im-munis = frei, unberührt, rein). Es schützt Deine Einzigartigkeit, Deine Persönlichkeit auf körperlicher, seelischer und geistiger Ebene.

Ein geschwächtes Immunsystem lässt Fremdes ungehindert passieren, bietet dem Innern keinen oder ungenügenden Schutz vor dem Aussen. So muss sich der Organismus gegen das eingedrungene Fremde zur Wehr setzen und es via Sekrete, Hautausschläge, Fieber usw. wuchtig «hinauswerfen».

Das Immunsystem wird in früher Kindheit gebildet und muss das Leben lang gestärkt und immer wieder neu erworben werden. Dem Säugling bietet die Muttermilch, die ja bereits Abwehrstoffe enthält, die beste im-

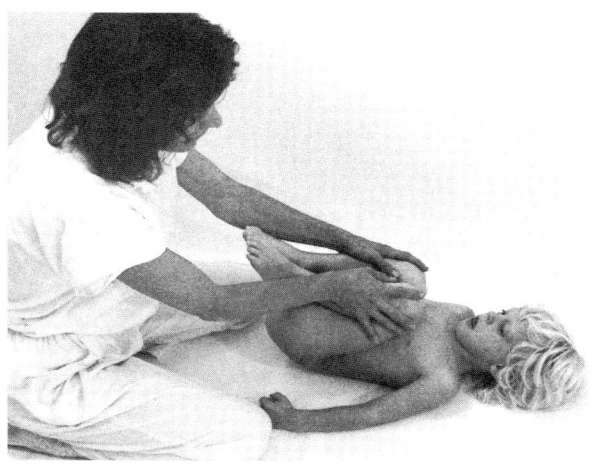

munologische «Entwicklungshilfe». Anhand dieser «Abwehr-Vorlagen» bildet der kindliche Organismus sein eigenes Abwehrsystem.

Bewegung, Körperkontakt, lebendige Nahrung, die Auseinandersetzung mit Krankheitskeimen, der Entwicklung entsprechende Anforderungen und Massagen stärken das Immunsystem.

Die heftige Zunahme von Allergien verrät uns den weltweit geschwächten Zustand der Abwehrkräfte. Ursachen, die die menschliche, aber auch die tierische und pflanzliche Konstitution schwächen, gibt es gegenwärtig haufenweise. Zum Beispiel tote, anorganische Substanzen in Lebensmitteln, Giftstoffe in Erde, Wasser und Luft, Lärm, Stress, Impfungen, Medikamente usw.

Es liegt auf der Hand, dass Allergien nicht mit hochwirksamen Cortison-Präparaten und Antihistaminika geheilt werden.

Diese sollen nur in lebensbedrohlichen Situationen zur Symptom-Bekämpfung angewandt werden.

Regelmässiges Massieren regt die Abwehrkräfte an. Es bringt die Lymphe — Wächterin zwischen innen und aussen — in Fluss, lässt die Energien frei zirkulieren, löst Verspannungen. Kurz: Durch die Massage wird der ganze Organismus von seinen Lebenskräften, seinem *Ich* durchdrungen. Dadurch erkennt er sehr rasch das Fremde und lässt ihm keinen Zutritt. Er stärkt sich von innen her.

Merke: Gib Deinem Allergiker-Kind täglich eine ganze Massage. Du wirkst dabei direkt auf die Wurzel des Übels ein.

Schweinefleisch ist bei Allergien aus dem Speiseplan zu streichen. Dafür ist auf viel *Hirse* in der Ernährung zu achten.

Heilpflanzen, die das Immunsystem stärken: Echinacea, Brombeere (Beeren und Blätter), Engelwurz, Tausendguldenkraut, Kapuzinerkresse, Löwenzahn, Wacholder.

Heilpflanzen bei Hautausschlägen und nässenden Ekzemen: Schachtelhalm, Brennnessel, Himbeerblätter, Holunderblüten, Goldmelisse zur innerlichen Anwendung.

Hirtentäschel, Ehrenpreis, Johanniskraut, Arnika, Ringelblume, Stiefmütterchen, Birkenblätter usw. Zur Anwendung mit Waschungen der betroffenen Körperstellen.

Heilpflanzen bei schuppigen Ausschlägen: Zur äusserlichen Anwendung: Rosmarin, Kerbel, Brennesselwurzeln, Klettenwurzeln, Ringelblumen, Ehrenpreis, Birke.

Heilpflanzen bei Heuschnupfen: Birke, Eisenkraut, Basilikum, Anis, Ysop.

Edelsteine, die das Abwehrsystem stärken: Karneol, Tigerauge, Bernstein, Zitrin, Aventurin, Malachit.

Keiner zu klein, Heiler zu sein

Kennst Du das: Niedergeschlagen, den Kopf in die Hände gestützt, sitzt Du am Tisch. Mit dunklen Gedanken webst Du Dein düsteres Befinden. Wie ein Lindwurm durchnagen Dich Sorgen. Wie ein flügellahmer Vogel schlägt Dein Herz im Käfig.

Still nähert sich Dir Dein Kind, streichelt Dir übers Haar, über die Wangen, küsst Dich, lächelt, redet Dir zu. Dir ist, als scheine plötzlich die Sonne durch die dicke Nebeldecke.

Das Kind schenkt Dir seine volle Zuwendung, seine zärtlichste Liebe – und heilt Dich damit. Dir wird leichter, froher zumute. Du lächelst und ein paar heisse Tränen rollen Dir übers Gesicht. Du spürst neuen inneren Auftrieb, entspannst Dich, fühlst Dich freier. Die Heilkraft Deines Kindes hat Dich aus dem inneren Kerker befreit!

Kinder sind wundervolle, bereitwillige, hingebungsvolle Heiler. Je mehr Zärtlichkeit sie erfahren, um so mächtiger strömt die ihre, aus andern Sphären mitgebrachte.

Kinder wollen nicht nur Liebe empfangen, sie wollen sie auch zurückstrahlen in empfängliche Herzen. Kinder heilen mit der Macht der Zärtlichkeit, die mich oft so tief berührt, dass ich sie Engelskraft nenne.

Bitte Dein Kind ab und zu um eine Bauch-, Rücken-, Fussmassage. Es wird freudig einwilligen und Deine Haut mit Wonne streicheln, reiben, kneten (um so mehr, wenn es dazu Öl nehmen darf). Sage

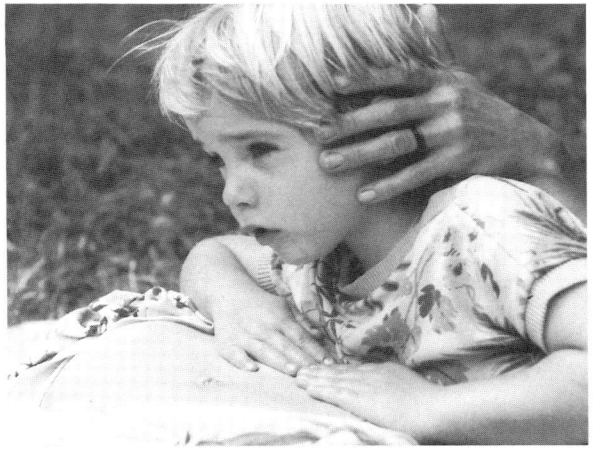

ihm, wie nützlich Dir seine Massage für Deine Gesundheit ist. Geniesse die Wohltaten einer Massage aus Kinderhand!

Kinder massieren auch gerne andere Kinder, ihre Geschwister, Schulkameraden. Das

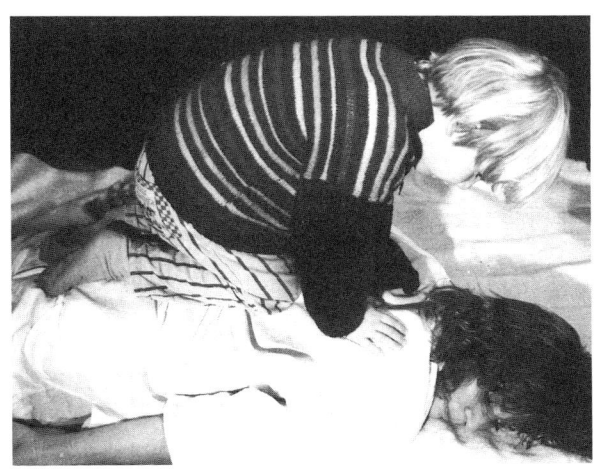

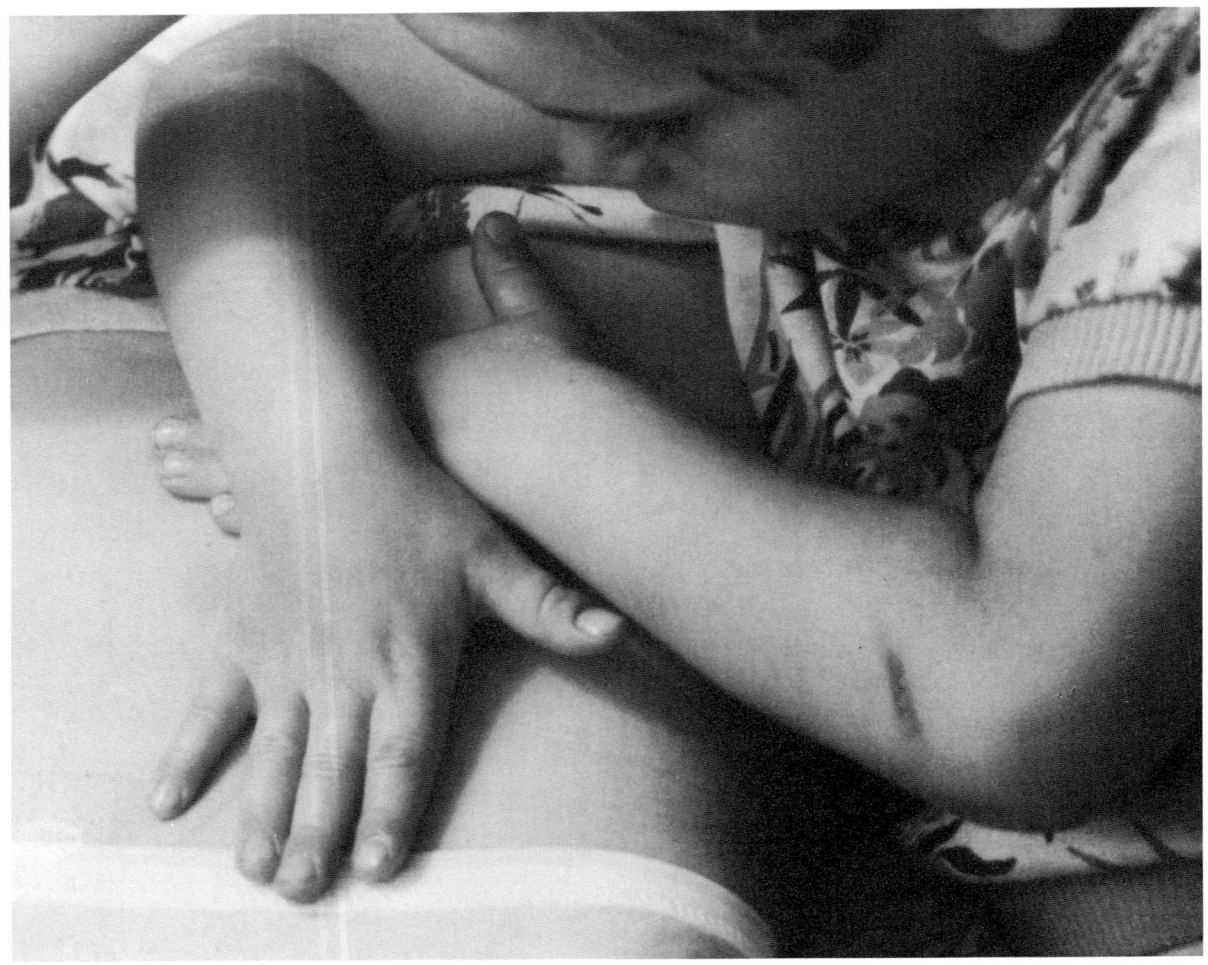

Berühren und Entdecken des Körpers eines Gleichaltrigen ist kreatives Spiel, das sie mit Herzenslust, mit «Leib und Seele» spielen. Sie erfahren dabei, dass auch ihre Hände Linderung schaffen, nicht bloss die Schmerztablette, dass sie sich angesichts eines leidenden Menschen nicht hilf- und machtlos zu fühlen brauchen.

Kinder, die oft massiert werden, brauchen dazu keine technischen Anleitungen, sie schöpfen aus der Fülle und Weisheit ihres Körpergefühls. Durch das Massieren und das Massiertwerden lernen sie, Körpersignale und psychosomatische Zusammenhänge wahrzunehmen. (Beispiele: Wenn ich Angst vor der Prüfung habe, bekomme ich Bauchweh; wenn ich bedrückt bin und mir vieles unklar ist, bekomme ich Kopfweh; wenn ich aufgeregt bin, bekomme ich Durchfall; wenn ich ein schlechtes Gewissen habe, schmerzt mich der Rücken, als trüge er einen schweren Rucksack.)

Sie spüren in umgekehrtem Sinne auch hautnah, also wirkungsvoller als durch blosses Ermahnen der Erwachsenen, wieviel eine gute Atmung, eine aufrechte Haltung zum körperlichen und seelischen Wohlbefinden beiträgt.

In vielen asiatischen Ländern werden die wichtigsten Massagegriffe den Kindern als Schulfach gelehrt.

Unsern Kindern wünsche ich, dass Schule und Elternhaus der körperlichen, seelischen und geistigen Gesundheit mehr respektvolle Aufmerksamkeit und mehr Zeit einräumen.

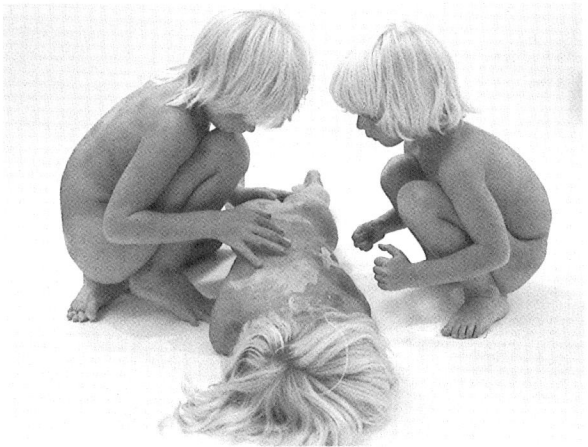

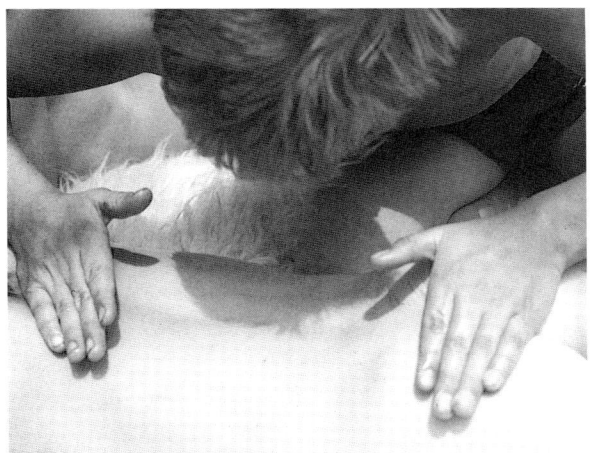

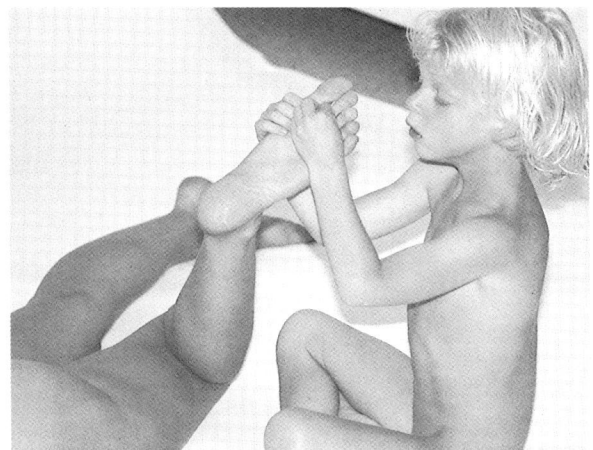

Lernen wir uns freuen,
so verlernen wir am besten,
andern weh zu tun.

Friedrich Nietzsche

Kindermassage
wird zur Familienmassage

Kinder haben, mit ihnen leben, rund um die Uhr für sie dasein ist eine sehr schöne und eine sehr schwierige, immer aber eine ernsthafte Aufgabe, die ohne Freude, ohne Lachen, ohne Humor nicht gelingen kann. Lachen – vor allem auch mit und über sich selbst – ist das beste Entspannungsmittel.

Wenn ich merke, dass ich mich in Problemen und Selbstzweifel festbeisse und der Abgrund der Verzweiflung immer näher rückt, erzähle ich mir diese kleine Geschichte: In einer sternenklaren Vollmondnacht ging einst ein Mönch spazieren. Leichten, frohen Herzens schritt er munter in die laue, helle Nacht hinaus. Allmählich zogen Wolken auf und schoben sich über Mond und Sterne und verdeckten ihr Licht. Es wurde dunkel – immer dunkler. In der Finsternis erkannte er seinen Weg nicht mehr. Er verlief sich und geriet in ein steiniges, abschüssiges Gelände. Zu allem Unglück rutschte er aus, verlor sein Gleichgewicht und kollerte den Abhang hinunter. Im letzten Augenblick erwischte er einen Ast und hielt sich daran fest. So hing er in seiner Not, krampfhaft den rettenden Ast umklammernd, und wartete mit seiner letzten Kraft auf den ersten Schein der aufgehenden Sonne. Endlich, endlich, als er sich kaum noch halten konnte, kam das erste Tageslicht, und er sah, dass seine Füsse, bis auf ein paar Zentimeter, den sicheren Boden berührten.

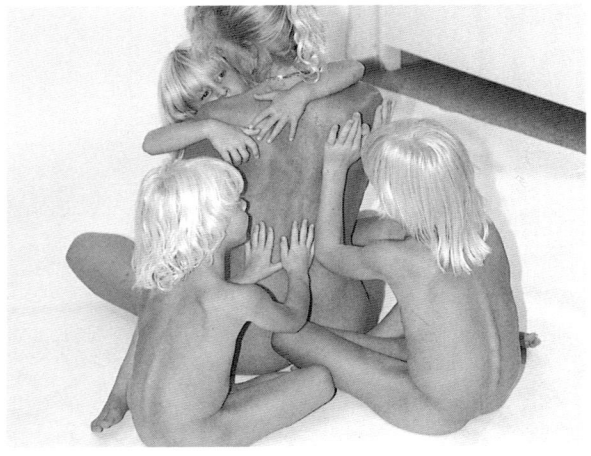

Diese Geschichte ist ein Sonnenstrahl, der mir die Augen öffnet und mir die Lösung zeigt, die vor meinen Füssen liegt. Ich kann meine krampfhafte Umklammerung *loslassen* und befreit über mich lachen.

Der Alltag mit Kindern macht tatsächlich sehr viel Spass, wenn wir nicht alles schwarz sehen und todernst nehmen. Wenn wir nicht schwermütig bedenken, wie dies und jenes sich in der Zukunft auszahlen möge. Heiterkeit ist nicht Leichtsinnigkeit – aus einer frohen Gegenwart wird nicht düstere Zukunft, den Augenblick geniessen heisst nicht, die Zukunft versäumen.

Väter, Mütter, ist es so schwer zu sagen: Schluss jetzt mit den Hausaufgaben, versorgt eure Hefte – jetzt ist Feierabend! Lasst uns mit-teilen, was der Tag jedem von uns an Freud und Leid gebracht, wie er uns bewegt hat.

Was bringt es, wenn wir erschöpft über unseren Problemen und Schulaufgaben brüten? Verpassen die Kinder den Anschluss an den Traumberuf, der uns für sie vorschwebt?

Wie der Bauer erst die Erde lockert, bevor er die neuen Keimlinge hineinlegt, so müssen auch wir Körper, Seele und Geist lockern, damit das Saatgut der Nacht und des kommenden Tages aufgenommen werden kann!

Abendstunden sind ideale Massagestunden für die ganze Familie! Ein Familien-Massage-Abend pro Woche kann zu einem Stückchen Paradiesgarten, zu einem Gesundbrunnen werden. Jedes Familienmitglied hilft, auf das Wohlbefinden des anderen zu achten; eine Familie ist ein Organismus: Wenn ein «Organ» leidet, zieht es auch das nächste in Mitleidenschaft.

Deinen Partner kannst Du nach den Grundlagen der Kindermassage behandeln, sie kennt keine Altersgrenze und lässt unzählige Varianten zu. (Ihr könnt auch einen speziellen Kurs für Partnermassage besuchen. Gelegenheiten gibt es zurzeit in den meisten grösseren Ortschaften.)

Die Familienmassage kann zu einem richtigen Massagefest werden, das allen sehr viel Vergnügen bietet, das viele herrliche Spielereien zulässt.

Spielereien

Einige Vorschläge – erfinde tausend andere:

Herzpöperle Du bist mit dem Kind/Partner Herz auf Herz ganz eng beisammen, so dass Ihr Eure Herzen aufeinander pochen spürt. Lauscht diesem rhythmischen Pochen und sanften Bewegen. Drückt Euch jetzt fest, ganz fest: «Sooo gern hab ich Dich!»

Tonschwingen Lege Deinen geöffneten Mund auf eine beliebige Körperstelle des Kindes/Partners, atme ganz tief ein und atme mit einem schönen kräftigen Ton aus. Dein Mund bleibt dabei leicht auf die Haut gepresst. Auf diese Weise kannst Du die Wirbelsäule mit der Tonleiter in Schwung bringen. Beginne dabei mit dem tiefsten Ton beim Kreuzbein, gehe weiter zu den Lendenwirbeln, den Brust- und Halswirbeln bis zum höchsten Ton auf dem Scheitel. Du kannst die Töne auch rund um den ganzen Brustkasten kreisen lassen (sehr hilfreich bei Problemen des Atembereichs).

Modellieren Das Kind rollt sich klein und rund zusammen. Es ist eine Teigkugel, die Du zu formen beginnst: einen Baum, einen Vogel oder einen Menschen (einem «Gritibäntz» gleich). Auf diese Weise kannst Du eine ganze Massage machen, das Kind wird Dir fasziniert zu«fühlen». Die Massage kann auch umgekehrt vom Kind ausgeführt werden.

Um-die-Welt-Reisen Lege Dich rücklings auf den Boden, winkle Deine Beine an, so dass sich das Kind auf Deine Unterschenkel legen kann. Du ahmst jetzt die verschiedensten Fahrzeuge nach (Schiff, Flugzeug, Luftballon, Eisenbahn usw.).

Fingerverse

zur Massage beim Krabbelkind und Kleinkind (Kapitel S. 57)

Heugümperli
grüens Schtümperli
was gompisch so dors Gras
Heugümperli
grüens Schtümperli
gäll gompisch mer ned uf
. . . s Bei . . . s Buchnäbeli usw.

Die Finger hüpfen leicht über den ganzen Körper. Bei «Gäll du gompisch mer ned uf . . .» drückst Du ihm einen Kuss auf die genannte Körperstelle.

Anke schtoosse Anke schtoosse
Bälleli mache Bälleli mache
Rogeli Rogeli tätsch tätsch tätsch

Beliebtes Sprüchlein für die Arm- und Beinmassage.

Ei wer chunnt denn do deher?
Isch das ned de bruuni Bär?
Oder isch es gar en Elefant?
Us em schwarze Mooreland?
Nei es isch es chliises Müüsli
es suecht es chliises Hüüsli
ei wo isch es säg ems doch
do isch das chliine chliine Muuseloch

Die Finger ahmen auf Rücken oder Bauch das Trotten der schweren Tiere nach und huschen dann wie Mäuschen hin und her. Das Mauseloch kann das Halsgrübchen oder die Achselhöhle sein.

Das isch der Beckersmaa
mit sym dicke Büüchli da.
Das sind syni vier Gselle,
Vo dene will ich dir verzelle:
De sötti Bröötli bache
und tuet nume gigele und lache
De sötti d'Weggli go verträge
und stolperet über alli Schtäge
De sötti Torte garniere und tuet nüd als
Händ und Gsicht verschmiere
De macht d'Guetzli z'chli
und tuet viel zviel Zucker dry.
Do chunnt der Beckersmaa und seit:
Was isch das für ne Ornig da?
Er schimpft mit jedem Gsell,
und schickt si fort
grad uf der Stell.

Beliebtes Fingerverschen

Heie, butte, Wiegelistoss
über ds Jahr isch ds Chindli gross,
über ds Jahr cha ds Chindli lauffe,
de wei mir ihm go Stifeli chauffe.

Geeignet für die Massage an den Füsschen.

De got nach Afrika,
de luegt em truurig nah,
de seit «ade, ade»,
de seit «uf Widerseh»,
de seit «pass uuf, im Nil
het's es grosses Krokodil.»

Fingerspiel. Massiere jedes Fingerchen. Bei «Krokodil» «verschluckt» Deine Hand die Hand des Kindes.

Wozu sind die Hände da?
Um zu spielen und zu bauen.
Wozu sind die Augen da?
Um zu staunen und zu schauen.
Wozu ist das Mündlein da?
Um zu fragen und zu plauschen.
Wozu sind die Ohren da?
Um zu hören und zu lauschen.
Wozu sind die Füsse da?
Um zu springen und zu traben.
Wozu ist das Herze da?
Um uns alle lieb zu haben.

Die Hand ahmt jeweils die im Vers beschriebene Bewegung von Maus, Mücke usw. auf dem Körper des Kindes nach.

Eine kleine Maus
kam aus ihrem Haus,
suchte in dem Keller,
in der Tasse, auf dem Teller.
Ein kleiner Biss hier,
ein kleiner Biss dort,
und schon rief sie matt:
Ach, was bin ich satt!
Und husch war sie fort.

Mücklein, Mücklein aus dem Sumpfe
sass auf einem Tannenstumpfe,
liess die Beinchen baumeln matt,
hielt das Näschen unters Blatt.
Dann ein Sprung, ein schneller Husch:
Mücklein, Mücklein sitzt im Busch.

Verzeichnis der Massageübungen

Literaturhinweise

M. Barth/U. Markus, Zärtliche Eltern,
   Verlag Pro Juventute
W. zur Linden, Geburt und Kindheit,
   Verlag Klostermann
D. S. Chocron, Heilen mit Edelsteinen,
   Verlag Irisiana
R. Tisserand, Aromatherapie, Verlag Bauer
J. Harrison, Liebe Deine Krankheit,
   Verlag Hugendubel
Baba Hari-Dass, Kinder im Garten Yoga,
   Verlag Tanner & Staehelin
F. Leboyer, Sanfte Hände, Verlag Kösel
I. Prekop, Der kleine Tyrann, Verlag Kösel
C. Dix, Eigentlich sollte ich glücklich sein,
   Kreuz Verlag
T. J. Weihs, Das entwicklungsgestörte Kind,
   Verlag Freies Geistesleben
W. Holtzapfel, Krankheitsepochen der
   Kindheit, Verlag Freies Geistesleben

Adresse der Autorin

Für Auskünfte und zum Bezug des Massageöls
wende man sich an:

Claire Gauch
Rte Principale 39
CH-2535 Frinvillier